Ruhul Amin

O potencial do praticante privado informal na sobrevivência neonatal

Ruhul Amin

O potencial do praticante privado informal na sobrevivência neonatal

Análise e elucidações em Khansama, Distrito de Dinajpur, Bangladesh

ScienciaScripts

Imprint

Any brand names and product names mentioned in this book are subject to trademark, brand or patent protection and are trademarks or registered trademarks of their respective holders. The use of brand names, product names, common names, trade names, product descriptions etc. even without a particular marking in this work is in no way to be construed to mean that such names may be regarded as unrestricted in respect of trademark and brand protection legislation and could thus be used by anyone.

Cover image: www.ingimage.com

This book is a translation from the original published under ISBN 978-3-8443-9768-0.

Publisher:
Sciencia Scripts
is a trademark of
Dodo Books Indian Ocean Ltd. and OmniScriptum S.R.L publishing group

120 High Road, East Finchley, London, N2 9ED, United Kingdom
Str. Armeneasca 28/1, office 1, Chisinau MD-2012, Republic of Moldova, Europe
Printed at: see last page
ISBN: 978-620-3-08437-5

RECONHECIMENTO

Nas palavras do Prémio Nobel Amartya Sen, a saúde, tal como a educação, está entre as necessidades básicas que dão valor à vida humana. Melhor saúde traduz-se numa maior e mais equitativamente distribuída riqueza através da construção de capital humano e social e do aumento da produtividade.

Todos os elogios são devidos a Alá Todo Poderoso por me ter permitido trabalhar como profissional de saúde pública para a melhor saúde do povo do Bangladesh, cuja contribuição deve ser reconhecida em primeiro lugar. Gostaria de expressar a minha gratidão à Dra. Selina Amin do Plan Bangladesh que me encorajou a prosseguir estudos de pós-graduação no Instituto de Medicina Tropical (ITM) .

Manifesto a minha sincera gratidão e sincera dívida ao meu venerado treinador pela sua constante orientação, sugestão precisa, conselho e supervisão durante todo o período do meu trabalho de dissertação.

Gostaria de saudar todos os professores, coordenador do curso, tutor e outro pessoal envolvido com o programa MPH no ITM pelo seu excelente ensino e apoio, e a DGDC por me fornecerem apoio financeiro para completar o meu curso. Estou muito agradecido e gostaria de transmitir a minha gratidão ao Sr. Sharif Reza do Plan Bangladesh e ao Sr. Silash Baskey da LAMB pela sua assistência e orientação no que respeita à recolha, elaboração de relatórios e envio de dados. Além disso, continuarei sempre grato aos inquiridos que cooperaram muito durante a recolha de dados, partilhando comigo o seu tempo e as informações necessárias.

Como posso refutar a contribuição do meu amigo anónimo que esteve sempre ao meu lado para continuar a escrever e completar a minha tese a tempo? Finalmente, gostaria de dedicar o meu trabalho aos meus pais que estavam sempre no tapete para rezar por mim, e à minha mulher e filho que prestaram apoio físico e mental contínuo à distância ao longo de todo o ano.

ABSTRACT

A sobrevivência neonatal é um indicador significativo do desempenho de qualquer sistema de saúde e prestação de serviços de saúde. No sub-distrito de Khansama no Bangladesh, a mortalidade neonatal continua a ser elevada a 29 por 1.000 nados-vivos, apesar dos esforços integrados para implementar modelos de cuidados de saúde integrados para mães e recém-nascidos pelo público e ONGs. Outros programas também complementam e outros sectores também estão envolvidos para abordar as causas profundas desta elevada mortalidade neonatal. Os prestadores informais de cuidados de saúde privados são fontes populares de tratamento para recém-nascidos, mas este importante quadro é ignorado. Este estudo visa explorar o papel dos prestadores informais de cuidados de saúde no sistema de prestação de cuidados de saúde a recém-nascidos.

A análise do estado actual da saúde neonatal; factores que influenciam o comportamento de procura de cuidados dos cuidadores primários do recém-nascido, durante a gravidez e o parto, e de toda a população; e as capacidades dos diferentes prestadores de cuidados de saúde para gerir os cuidados pré-natais, pós-natais, e as doenças da infância (especialmente neonatais) foi feita. A análise mostra que os prestadores informais de cuidados de saúde privados, especialmente os profissionais de homeopatia e os médicos rurais, desempenham um papel importante na prestação de serviços de saúde e nos cuidados do recém-nascido. Estes prestadores fazem parte da comunidade e são considerados pela comunidade como sendo mais acessíveis, mais sensíveis às necessidades dos clientes e mais dispostos a passar tempo com os seus clientes. A incorporação, motivação, negociação/contratação, regulamentação, reconhecimento e prestação de formação adequada a estes prestadores de serviços privados informais pode melhorar a sobrevivência neonatal em particular e a saúde de toda a população em geral.

Palavras-chave: mortalidade neonatal, sobrevivência neonatal, prestadores de serviços privados informais.

ÍNDICE

4

LISTA DE NÚMEROS

LISTA DE TABELAS

LISTA DE ABREVIATURAS

ANC	Cuidados pré-natais
CBO	Organização baseada na comunidade
DHS	Inquérito Demográfico de Saúde
EmOC	Cuidados obstétricos de emergência
EPI	Programa expandido de imunização
FGD	Discussão em grupo de foco
FP GO	Planeamento Familiar
IMCI	Governo
LAMB	Gestão integrada das Doenças da Infância
LBW	Ajuda de Lutero à medicina no Bangladesh
MCH	Baixo peso de nascimento
MoH	Saúde materna e infantil
ONG	Ministério da Saúde
PNC	Organização não governamental
PP	Cuidados pós-natais
SBA	Praticantes Privados
TBA	Assistente de parto
TTBA	Parteiras tradicionais
OMS	Parteira tradicional treinada
	Organização Mundial de Saúde

1. INTRODUÇÃO

O estatuto da saúde infantil e materna no Khansama *Upazilla* (um sub-distrito do distrito de Dinajpur, Bangladesh) melhorou consideravelmente desde que o Plan Bangladesh (uma ONG internacional) começou a trabalhar em 1994. O Hospital LAMB (uma ONG de base religiosa) é um parceiro designado para implementar programas sobre saúde materna e infantil através de estreita colaboração com o Ministério da Saúde (MoH/ Agora as crianças são regularmente imunizadas, o crescimento monitorizado, e são encaminhadas e tratadas atempadamente. As mães grávidas recebem regularmente exames pré-natais (ANC) e cerca de 80% das mães grávidas dão à luz o seu bebé com a assistência de uma parteira treinada (TBA treinada e parteiras especializadas) em 2006. O Ministério da Saúde (MoH e Plan Bangladesh seleccionaram as parteiras tradicionais e treinaram-nas durante 21 dias a fim de desenvolver uma ligação de referência com o hospital. Estão também disponíveis na comunidade instalações seguras de parto para encorajar o parto institucional. O programa de Gestão Integrada de Doenças Infantis (IMCI) foi iniciado em colaboração com o Ministério da Saúde (MISAU). Todos estes resultados foram alcançados através de esforços contínuos de sensibilização da comunidade, criação de procura, promoção de comportamento positivo e organização de centros de saúde (quadro 1).

Quadro 1: Comparação de alguns indicadores básicos de SMC entre Khansama e Bangladesh

Indicadores	Khansama (Plano Bangladesh 2003)	Bangladeche (BDHS 2004)
ANC (pelo menos uma visita) de pessoal formado		
Entrega por pessoal formado (parteiras, médicos,	72%	13%
Pelo menos um cuidado pós-natal (PNC) no prazo de 42 dias		
Aleitamento materno exclusivo(6 meses)	54%	36%
TT (pelo menos 2 doses antes do nascimento do seu filho mais novo)		
Taxa de Prevalência Contraceptiva (qualquer método	63%	47%
% de crianças subnutridas com menos de 5 anos (wt/idade)		
Totalmente imunizado antes de 1 ano	70%	68 %

No entanto, o estado de saúde neonatal não melhorou significativamente ao longo do tempo. A taxa de mortalidade neonatal que é de 29 por 1000 nados-vivos, (Hospital LAMB 2005) continua elevada embora seja um pouco inferior aos dados nacionais que é de 41 por 1000 nados-vivos (BDHS 2004). A análise das tendências da mortalidade infantil e neonatal nos últimos três anos (2004 a 2006) mostra que a taxa de mortalidade infantil (de 38 a 33/ 1000 nados-vivos) diminuiu mais acentuadamente do que a mortalidade neonatal (29 a 26/ 1000 nados-vivos). Curiosamente, mais de 60% da mortalidade neonatal é devida à morte neonatal nos primeiros 7 dias de vida (Hospital LAMB 2005). Tanto a mortalidade infantil como a neonatal em Khansama são inferiores aos dados nacionais porque o Plano Bangladesh tem feito esforços abrangentes para aumentar a qualidade de vida, especialmente para mulheres e crianças. Têm vindo a implementar não só programas de cuidados de saúde comunitários, mas também programas de educação comunitária e de subsistência e desenvolvimento social em simultâneo desde 1994. Contudo, em comparação com outros países como o Vietname, onde também foram implementados esforços quase semelhantes para reduzir a mortalidade, a mortalidade neonatal e infantil em Khansama é ainda elevada (Hoa et al. 1997).

A mortalidade neonatal nunca pode ser reduzida a zero, mas uma grande proporção desta mortalidade neonatal pode ser evitada. O estatuto sócio-económico desta área de estudo é ainda pobre, e existe um certo número de crenças sócio-culturais sobre práticas nocivas na comunidade, apesar dos esforços vigorosos que têm sido dados pelas ONG e pelo governo para melhorar o estado de saúde. Falta igualmente a coordenação dos serviços de saúde entre as ONG e o Ministério da Saúde e entre o sistema de saúde formal e informal. As ONG e o Ministério da Saúde estão a envidar esforços negligenciáveis para reconhecer os cuidados prestados pelos serviços de saúde não formais, apesar de estes prestarem uma parte significativa da prestação de cuidados de saúde ao recém-nascido. Isto é de grande importância, uma vez que os pais dos recém-nascidos têm mais confiança na medicina alternativa do que na medicina moderna. Assim, o envolvimento deste sector poderia reduzir significativamente a mortalidade neonatal.

2. OBJECTIVOS

2.1 Objectivo geral

Explorar o papel dos prestadores informais de cuidados de saúde (privados com fins lucrativos) no sistema de prestação de cuidados de saúde a recém-nascidos no sub-distrito de Khansama.

2.2 Objectivos específicos

2.2.1 Descobrir o actual estado de morbidade e mortalidade neonatal.

2.2.2 Identificar fontes de cuidados para o recém-nascido durante a doença.

2.2.3 Elucidar conhecimentos, atitudes e práticas dos prestadores de cuidados de saúde privados informais sobre saúde neonatal.

2.2.4 Relacionar a relação funcional entre os prestadores de cuidados de saúde privados formais e informais.

3. METODOLOGIA

3.1 Área de estudo. O estudo foi realizado no sub-distrito de Khansama no distrito de Dinajpur no Bangladesh.

3.2 Ferramentas de recolha de dados. Foram utilizados métodos tanto quantitativos como qualitativos para a recolha de dados.

3.2.1 Entrevista individual com prestadores de cuidados de saúde privados informais

3.2.2 Discussão em grupo de foco (FGD) com prestadores de cuidados de saúde privados informais (profissionais de alopatia e homeopatia)

3.2.3 Revisão de documentos e literatura. Os seguintes documentos foram revistos:

- Relatório mensal e trimestral (tanto Governo como ONG implementadora, LAMB e ONG doadora, Plan Bangladesh),

- Relatório de avaliação do programa , Plan Bangladesh 2003,

- Outros documentos de projecto como propostas de projectos, actas de reuniões,

- Documento nacional e de outras organizações locais relacionadas (como o relatório de inquérito de base da Concern worldwide Bangladesh, relatório BDHS, etc.), e

- Revisão de literatura relacionada

3.3   Procedimentos de recolha de dados

3.3.1 Revisão de documentos

Todos os documentos de programa disponíveis foram analisados, incluindo propostas de projectos, quadro de registo, relatórios de inquérito, relatórios mensais e trimestrais, etc. Outros documentos analisados foram o Plano Detalhado de Implementação (DIP) e os Relatórios de Implementação de Projectos (PIR), o Programa do Sector de Saúde, Nutrição e População (HNPSP) do Governo do Bangladesh, e outros documentos relevantes, e estudos que fornecem uma base demográfica, social e cultural da área do programa.

3.3.2 Pesquisa bibliográfica

As fontes pesquisadas para identificar estudos relevantes incluíram bases de dados electrónicas 'pubmed' (medline), scirus e outras fontes potencialmente relevantes na Internet como 'google scholar' e motor de busca yahoo. A pesquisa foi limitada a estudos em inglês, publicados entre 1990 e 2007. A decisão de começar a partir de 1990 foi arbitrária e baseada no conceito de revisão de estudos recentes. As bases de dados electrónicas foram pesquisadas usando várias palavras-chave como "papel do prestador de cuidados de saúde informal e saúde neonatal", "factores que influenciam a mortalidade neonatal" "como envolver a PP no sistema de prestação de cuidados de saúde" e "como reduzir a carga da saúde neonatal", etc. Foram considerados quaisquer estudos que fornecessem informação sobre práticas de cuidados de saúde para recém-nascidos, comportamentos de procura de saúde para recém-nascidos, utilização/tapping de potenciais prestadores de cuidados de saúde privados formais e informais na sobrevivência infantil, melhoria da qualidade da prestação de cuidados ao sector privado, colaboração entre ONGs, desafios de coordenação entre ONGs, estratégias para envolver a PP. Além disso, foram também verificadas listas de referência de artigos recuperados para estudos relevantes. Cerca de 100 títulos e resumos foram analisados e 14 artigos relevantes em texto integral foram seleccionados para revisão. Todos os artigos revistos são baseados no contexto dos países em desenvolvimento. No entanto, foi encontrado um número muito limitado de artigos que correspondiam ao contexto da área de estudo.

3.3.3 Discussão do Grupo de Discussão

Foram realizadas duas discussões de grupo focal no hospital do sub-distrito de Khansama em 9 e 10 de Janeiro de 2008 com médicos rurais e homeopatas, respectivamente. Estiveram presentes na sessão doze médicos rurais e dez médicos homeopatas. Dois médicos foram convidados de cada sindicato através da respectiva associação de médicos, mas dois médicos de homeopatia estiveram ausentes. A sessão durou 3 horas e foi facilitada com base num questionário bem estruturado (Apêndice 9.2) pelo Sr. Sharif Reza, Oficial Técnico (Nutrição)-Plan Bangladesh. O Sr. Silas Baskey, Oficial de Projecto, hospital LAMB, documentou as conclusões. Ambas as pessoas de recurso estão familiarizadas com o FGD.

3.3.4 Entrevista

Os questionários de entrevista (Apêndices 9.3 & 9.4) foram na sua maioria estruturados, feitos em bengali, e compostos de 14 perguntas relacionadas com os objectivos do estudo. Os questionários foram pré-testados e foram feitas pequenas modificações após o pré-teste. Foi realizada uma entrevista presencial de 12 médicos rurais e 12 médicos homeopatas. O Sr. Sharif Reza, Technical Officer (Nutrition)-Plan Bangladesh e o Sr. Silas Baskey, Project Officer, hospital LAMB, recolheram os dados no mês de Fevereiro e Março de 2008. Antes da recolha de dados, ambos foram informados sobre os objectivos do estudo e do processo de recolha de dados. Os responsáveis pela recolha de dados deram uma explicação sobre a natureza e finalidade do estudo aos inquiridos e o consentimento verbal e a cooperação dos mesmos foram obtidos antes da entrevista. Os dados foram introduzidos em computador e a análise foi feita pelo software estatístico SPSS (Statistical Package for Social Science). Os colectores de dados produziram as tabelas de frequência e enviaram-nas por correio electrónico.

3.4 Métodos de Análise de Problemas

Este documento analisa as intervenções do Plan Bangladesh num sistema de saúde local no Bangladesh rural para reduzir a mortalidade neonatal e o papel do prestador de cuidados de saúde privado informal no sistema de saúde. Sicotte e Champagne's Conceptual Framework for Analysis of Healthcare Organization's Performance (Sicotte et al. 1998) foi utilizado para descobrir as discrepâncias relacionadas com os desempenhos organizacionais e a má realização dos objectivos organizacionais e os seus alinhamentos e desalinhamentos com a produção e cultura e valores, e com o ambiente. A análise causal foi utilizada para determinar as causas de raiz da elevada mortalidade neonatal. A análise das partes interessadas foi muito útil para prever o papel dos diferentes actores no sistema de saúde local. Os resultados obtidos da FGD e da entrevista com médicos rurais e médicos homeopatas foram utilizados para analisar o problema. Além disso, os resultados de diferentes documentos e revisões de literatura foram interpretados para descrever e analisar o problema cientificamente.

3.5 Métodos de Análise de Soluções

Este documento analisa possíveis soluções para melhorar a gestão de casos de doenças dos recém-nascidos por prestadores de cuidados de saúde privados, estabelecer uma relação funcional com os sectores formais e assegurar a qualidade dos cuidados prestados por estes prestadores de cuidados de saúde privados informais. As intervenções podem ser implementadas em pequena escala como um piloto para melhorar a eficácia e devem ser conduzidas tendo em mente a sustentabilidade e a implementação extensiva. Os méritos e desvantagens de cada uma destas alternativas e a sua aplicabilidade ao contexto em questão serão analisados e comparados.

4. ANTECEDENTES

Khansama, um dos sub-distritos mais pobres do distrito de Dinajpur no Bangladesh, situa-se a 40 km a leste da sede do distrito e fica a cerca de 382 km da capital, Dhaka. Existem seis sindicatos (unidade administrativa mais baixa) no sub-distrito de Khansama. Este é um dos sub-distritos mais densamente povoados, com uma população de 150.000 habitantes numa área de 114 km2, com mais de 1316 pessoas a viverem por quilómetro quadrado (censo da população do Bangladesh, 2001). Quase 70% da população de Khansama vive abaixo do limiar da pobreza, 20% dos quais são extremamente pobres. A esperança de vida das mulheres é mais curta, ainda inferior à nacional (60,7 anos para os homens e 60,5 anos para as mulheres) que pode ser atribuída à falta de consciência da comunidade sobre os efeitos nocivos do casamento precoce e da procriação em tenra idade, sistema de saúde maternal fraco, superstições e discriminação contra as mulheres. A taxa salarial média diária é de US$ 1 para os homens adultos e US$ 0,5 para as mulheres; estas taxas são quase 50% inferiores à taxa salarial nacional (US$ 1-3 durante 8-10 horas. O rendimento mensal per capita dos mais pobres é de US$ 10-15. (Plano Bangladesh 2005).

A fome (Monga, um termo local geralmente destinado a descrever a crise sazonal) é um problema crónico que geralmente ocorre nos meses de Abril e Maio e novamente durante Setembro e Outubro, quando o sector agrícola não consegue gerar emprego adequado para a enorme força de trabalho. O sistema social e as crenças são influenciados pela religião e superstições; setenta e seis por cento da população é muçulmana que coexiste pacificamente e mantém a harmonia comunitária com as minorias hindus, cristãs e étnicas (censo da população do Bangladesh, 2001). A ausência de responsabilização e a falta de sistemas administrativos e políticos a favor dos pobres impedem o desenvolvimento e o empoderamento dos pobres. Embora a acessibilidade dos serviços de saúde e educação aos pobres tenha aumentado, a qualidade não foi melhorada. A matrícula de raparigas nas escolas pode ter aumentado mas a discriminação de género e diferentes problemas sociais como o casamento precoce, dote, poligamia e outras formas de abuso estão num estado alarmante. O movimento restrito e o elevado analfabetismo isolam as mulheres de uma vida social mais ampla. Uma mulher tem muito pouco ou quase nenhum papel na tomada de decisões.

O sector da saúde pública neste sistema de saúde local como outras partes do Bangladesh está quase paralisado devido ao tipo de descentralização descentralizada, falta de boa governação (pouca transparência e responsabilização), escassez de recursos e serviços, e um sistema altamente burocrático. Além disso, o sector da saúde pública tem-se concentrado mais em programas verticais como o Programa Expandido de Imunização (EPI), filariose, métodos de planeamento familiar, etc. Para preencher as lacunas e satisfazer as necessidades e exigências da comunidade, o Plan Bangladesh tem vindo a implementar programas de saúde desde 1994 com o objectivo de melhorar a saúde e o estado nutricional pobre das crianças e das mulheres, especialmente das pobres, através do aumento da participação comunitária, assegurando serviços de saúde de qualidade e estabelecendo iniciativas de cuidados de saúde geridos pela comunidade.

O Plano Bangladesh segue a abordagem do Desenvolvimento Comunitário Centrado na Criança (CCCD) para alcançar a sua meta e objectivos com a aspiração de assegurar apoio às crianças, às famílias e à comunidade para abordar colectivamente as questões de desenvolvimento. O Plan Bangladesh pretende transferir conhecimentos e aprendizagem para organizações baseadas na comunidade (CBO), parceiros, governo e pessoas da comunidade, para que possam e estejam motivados a trabalhar em prol das crianças e do desenvolvimento comunitário e aumentar uma mentalidade positiva no sentido de serem mais responsáveis e responsáveis perante as crianças e as pessoas pobres da comunidade. As quatro áreas seguintes são enfatizadas: 1) participação comunitária, 2) desenvolvimento organizacional 3) concepção de programas e 4) parcerias e alianças institucionais (P lan Bangladesh 2005b).

Para alcançar o objectivo do programa de saúde Plan Bangladesh desenvolveu três projectos, todos eles estão a ser implementados através de uma abordagem de parceria. Normalmente o Plan Bangladesh não implementa qualquer projecto em si, mas sim através de uma parceria com ONG locais ou nacionais. Community Managed Health Care Project é um dos projectos de saúde a ser implementado pela LAMB (uma ONG parceira) onde o papel do Plan Bangladesh é fornecer apoio financeiro e técnico (figura 1).

Como resultado, existem três tipos de actores (nomeadamente o público, o privado sem fins lucrativos: ONG e prestadores de cuidados de saúde privados) que trabalham em conjunto neste sistema de saúde local. Todos estes três actores desempenham papéis potenciais na prestação de cuidados de saúde com uma coordenação mínima uns com os outros, embora exista algum tipo de relação entre o público e a ONG.

Figura 1: Actores no sistema de saúde local de Khansama

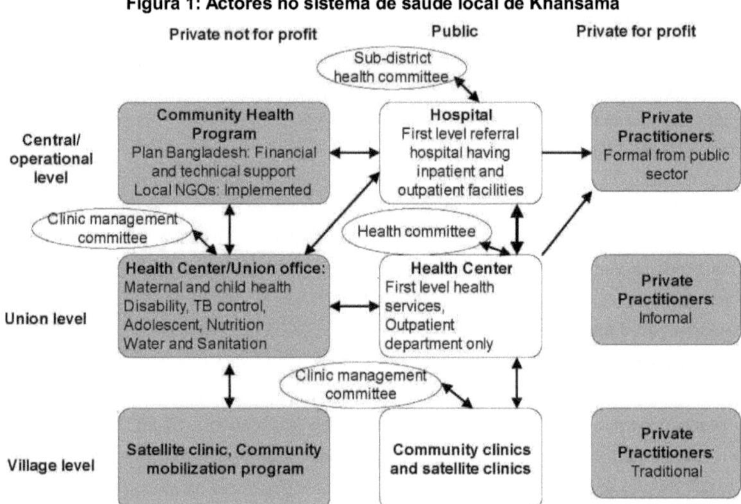

5. RESULTADOS DO ESTUDO

5.1 Declaração de problema

O Plan Bangladesh está a esforçar-se para atingir o objectivo do seu programa de saúde. Um dos indicadores de realização do objectivo é a redução da mortalidade e morbilidade neonatal. Uma análise feita nos relatórios dos parceiros nos últimos anos prova que a mortalidade neonatal ainda é elevada, embora seja um pouco inferior aos dados nacionais.

5.2 Causas médicas da mortalidade neonatal

Não foram encontrados dados relevantes no sub-distrito de Khansama sobre as causas específicas da mortalidade neonatal. Como a maioria das mortes ocorre a nível familiar, as causas exactas de mortalidade são muito difíceis de encontrar. Os dados sobre mortalidade com base no estatuto socioeconómico e religião não estão disponíveis. O gráfico de torta mostra as causas médicas da mortalidade neonatal em todo o país. Os dados seriam quase semelhantes em Khansama. Infecção, baixo peso à nascença (LBW)/prematuridade e asfixia congénita são as principais causas de mortalidade neonatal que constituem 66% das causas de mortalidade neonatal.

Figura 2: Causas médicas da mortalidade neonatal

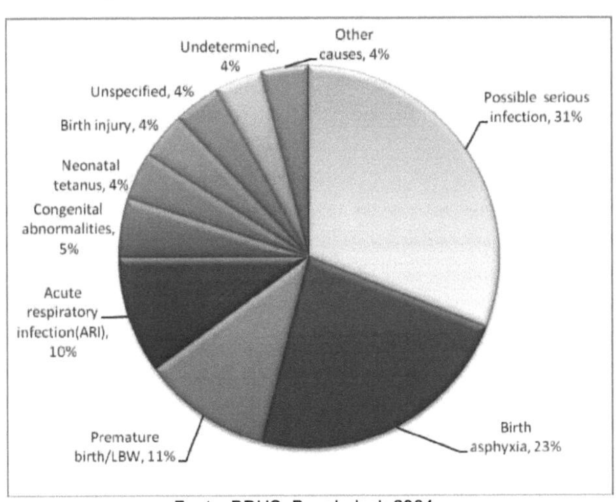

- Fonte: BDHS, Bangladesh 2004

5.3 Quadro conceptual para a mortalidade neonatal

A análise causal foi feita para tentar descobrir as causas profundas desta elevada mortalidade neonatal. Esta análise foi feita considerando o contexto do sistema de saúde local. Foram identificadas várias causas de mortalidade neonatal relativamente elevada e muitas delas como a cobertura de ANC, cobertura de PNC, e frequência de partos por competências (SBA) no parto, etc., são abordadas pelo Plano Bangladesh como intervenções prioritárias. As causas listadas abaixo são consideradas importantes e são, portanto, profundamente analisadas.

5.3.1 Práticas de cuidado e procura de cuidados para crianças doentes

O projecto Child Survival (BASICS) resumiu decisões chave que são tomadas pelo cuidador da criança doente e formulou recomendações que podem fazer a diferença entre a vida e a morte. Em primeiro lugar, os cuidadores devem ser capazes de reconhecer que a criança está doente. Uma vez reconhecida a doença da criança, os cuidadores têm uma série de escolhas: experimentar um remédio caseiro, ou procurar cuidados de uma variedade de prestadores de cuidados de saúde governamentais, ONG, e privados (Tawfik, et al. 2002). A eficácia dos cuidados prestados em casa e por um profissional de saúde pode determinar a sobrevivência de uma criança. Esta característica é universal para todos os países em desenvolvimento. O comportamento de procura de cuidados também depende de muitos outros factores como o estatuto económico, nível de educação da família, religião, disponibilidade e acessibilidade dos cuidados de saúde, etc.

No Bangladesh, mais de 75% da população total procura primeiro os cuidados de saúde de prestadores de cuidados privados; mais de metade deles (56%) procura cuidados de prestadores sem formação (vendedores de medicamentos, curandeiros tradicionais e espirituais, médicos homeopatas, e médicos de aldeia sem formação). Apenas 11% procuram cuidados de serviços do sector público (BDHS 1999-2000). Um número negligenciável (8%) de pais de crianças doentes menores de 5 anos procuram cuidados de prestadores de cuidados apropriados (OMS 2002). A Concern Worldwide Bangladesh realizou um inquérito de Conhecimento, Prática e Cobertura (KPC) em 2005 mostrando que os homeopatas são uma importante fonte de cuidados fora de casa em todos os municípios, servindo cerca de 20% de todos os casos de IRA e diarreia, particularmente para crianças menores de 12 meses (Concern Worlwide Bangladesh 2005).

O resultado da discussão do grupo focal (FGD) com os prestadores de cuidados de saúde privados informais (médicos rurais e médicos homeopatas) mostra que todos os prestadores de cuidados de saúde privados tratam pacientes pediátricos. Os médicos rurais tratam cerca de 4-5 pacientes pediátricos num dia, enquanto os médicos homeopatas tratam 7-8 pacientes pediátricos por dia, embora o número possa variar de acordo com a estação do ano, sendo o maior número de crianças trazidas para consulta durante a época de Inverno. A maioria das crianças atendidas pelos médicos rurais tem mais de 1 ano de idade, embora também vejam algumas crianças com menos de um ano de idade. A maioria das crianças atendidas por médicos homeopatas tem menos de 5 anos de idade, as crianças com menos de um ano de idade e até menos de um mês são geralmente vistas como habitualmente, os pais com recém-nascidos procuram cuidados para os seus recém-nascidos junto de profissionais alternativos. No entanto, os médicos homeopatas não tratam pacientes com doenças agudas graves.

Todos os 12 médicos rurais entrevistados tratam crianças, das quais a maioria (91,7%) tem mais de 12 meses de idade. Os casos geralmente observados são pneumonia (58,3%), diarreia (25%) e "falta de ar" (16,7%). O tratamento é efectuado em casa em todos os casos. Por outro lado, todos os doze homeopatas entrevistados relataram que tratam pacientes pediátricos, vendo 4-8 pacientes deste tipo por dia. 75% destes pacientes têm menos de 12 meses, dos quais 44% têm menos de 1 mês de idade.

Apesar dos defeitos amplamente documentados na qualidade técnica dos cuidados prestados pelo prestador de cuidados de saúde privado, a percepção que a comunidade tem dos seus serviços é favorável. As famílias relatam que os prestadores de cuidados de saúde privados locais passam normalmente mais tempo com eles do que os médicos do sector público. Diz-se frequentemente que os prestadores do sector privado são mais sensíveis às necessidades dos pacientes, mais acessíveis, e que o seu horário de trabalho é mais conveniente (Bennett & McPake 1997).

5.3. 2 Características sócio-económicas e culturais

5.3.2.1 Pobreza

A pobreza é uma causa subjacente de muitas mortes neonatais, quer devido a um aumento da prevalência de factores de risco como a infecção materna, quer através da redução do acesso a cuidados eficazes. No entanto, a pobreza não é apenas um problema nos países pobres. Os resultados de um estudo canadiano sugerem uma disparidade em natimortos e mortes neonatais entre os 20% mais ricos e mais pobres da população que persiste há quase 20 anos (Luo et al. 2004). Dados do DHS de 20 países da África subsaariana e de três grandes países do sul da Ásia revelam consistentemente uma taxa de mortalidade neonatal mais elevada para os 20% mais pobres dos agregados familiares do que para os do quintil superior. Em geral, a disparidade é mais elevada para as mortes pósneonatais do que para as neonatais. Se as taxas de mortalidade neonatal (RMN) observadas para os 20% mais ricos da população de cada país fossem observadas em toda a população desse país, então as taxas de mortalidade neonatal (RMN) seriam reduzidas em 19% em África e em 28%, 41%, e 43% no Bangladesh, Índia, e Nepal, respectivamente. Estas reduções evitariam cerca de meio milhão de mortes neonatais só nestes três países asiáticos e mais 219.000 em África. O combate à desigualdade deveria ser uma prioridade de todas as estratégias para melhorar a sobrevivência dos recém-nascidos (Lawn et al. 2005).

O sub-distrito de Khansama é um dos sub-distritos muito pobres do Bangladesh onde quase 70% das pessoas vivem abaixo do limiar da pobreza e dos quais quase 20% são extremamente pobres. A taxa salarial média diária é muito baixa e a economia baseia-se na agricultura mas a fome (Monga) ocorre pelo menos uma vez por ano, o que os empurra para baixo do limiar de pobreza. Cerca de 70% dos agregados familiares possuem menos de 0,5 acres de terra, enquanto 17% são sem terra. A maioria da força de trabalho (quase 80%) está na agricultura. A taxa de desemprego é de 32% e o subemprego (menos de 35 horas de trabalho/semana) é de 70%, estes são elevados em comparação com as estimativas nacionais de 17% e 35% respectivamente. Outras grandes profissões não profissionais incluem o comércio, o riquexó e a tracção de carrinhas, a pesca, a criação de gado, a carpintaria, etc., e o crescimento destes sectores está a ser apoiado pelas principais instituições de microfinanças (Plano Bangladesh 2005).

5.3.2.2 Falta de sensibilização

A alfabetização feminina é um indicador útil do estatuto da mulher e também um forte preditor da sobrevivência infantil e do desenvolvimento da primeira infância. Existe uma ligação bem documentada entre a alfabetização das mulheres e taxas mais baixas de mortalidade infantil. Níveis mais elevados de educação feminina estão também associados a taxas mais baixas de morbidade e mortalidade materna. Dos 130 milhões de crianças que não frequentam a escola primária no mundo em desenvolvimento, 60 por cento são raparigas. Embora haja mais raparigas a entrar na escola primária do que antes, as taxas de abandono escolar das raparigas continuam elevadas em muitos países (Neft et al. 1997). No entanto, a matrícula de raparigas aumentou, mas apenas 8% das mães ou cuidadoras (15 anos ou mais) no sub-distrito de Khansama é capaz de ler, escrever e fazer matemática básica (Plan Bangladesh 2003). Esta falta de educação restringe significativamente o seu potencial de ganhos e envolvimento na tomada de decisões sobre recursos familiares e cuidados de saúde. Além disso, o conhecimento sobre os cuidados de um recém-nascido entre os homens e as pessoas idosas é muito baixo, embora estes desempenhem o papel principal na tomada de decisões.

5.3.2.3 Barreiras culturais

A invisibilidade das mortes fetais e neonatais está frequentemente relacionada com crenças e práticas socioculturais, incluindo o isolamento de mulheres e recém-nascidos em casa, a aceitação das mortes de recém-nascidos como normais, e muitas vezes a não percepção do recém-nascido como pessoa. O registo de eventos ou a recolha de dados não é frequentemente uma prioridade nas sociedades tradicionais e pode ser visto como fútil se o bebé morrer.

Muitas famílias requerem um período de isolamento para a mãe e o recém-nascido após o parto (muitas vezes durante os primeiros 40 dias), durante o qual o acesso aos cuidados de saúde formais é limitado. As crenças fortes no mundo espiritual e o medo de que o bebé ou a mãe possam ser amaldiçoados podem ser muito influentes. Em algumas comunidades, a mãe não pode lamentar a morte do bebé por medo de uma maldição que afecte os futuros bebés. Este tabu pode também afectar a discussão e o registo da morte do bebé.

Há também uma aceitação generalizada de uma elevada taxa de mortes neonatais fetais como sendo normal. Algumas famílias não nomeiam os seus bebés até aos 40 dias de idade, o que pode ser uma estratégia utilizada para lidar com taxas de mortalidade que são as mais elevadas entre todos os grupos etários. As mortes infantis são mais susceptíveis de serem registadas se o bebé for maior ou se a morte ocorrer após a idade crítica de aceitação para uma dada sociedade - a idade em que o recém-nascido é visto como uma pessoa. Em algumas famílias, esta aceitação vem após o período de reclusão, enquanto que em outras vem após a cerimónia de baptismo. Se um bebé morrer durante o período de reclusão e não for considerado como tendo personalidade, nem o nascimento nem a morte podem ser relatados.

5.3.2.4 Práticas tradicionais nocivas

No sub-distrito de Khansama, a gravidez, o parto e os cuidados de recém-nascidos estão fortemente associados a práticas tradicionais, que podem ser classificadas como benéficas, prejudiciais ou neutras. As práticas benéficas podem incluir alimentos nutritivos especiais para a mãe, massajar a mãe e o recém-nascido, e apoio ao aleitamento materno. Exemplos de práticas nocivas incluem colocar estrume de vaca, cinzas e misturas de ervas no cordão umbilical, retenção de colostro, alimentação pré-lacteal, e dar água quente e enemas de ervas aos recém-nascidos que não passam diariamente pelas fezes. Embora a taxa de práticas nocivas tenha sido significativamente reduzida nos últimos anos após a introdução de intervenções de conhecimento e práticas indígenas (IKP), estas ainda existem em toda a comunidade.

5.3.3 Factores relacionados com o estado materno

5.3.3.1 Desnutrição materna

A discriminação contra a menina começa no nascimento e leva a um mau acesso à alimentação e aos cuidados de saúde ao longo da sua vida. As raparigas têm frequentemente menos acesso a alimentos do que os rapazes. Pesquisas no Bangladesh descobriram que rapazes de cinco anos de idade recebiam 16 por cento mais alimentos do que raparigas da mesma idade). Os rapazes tinham mais probabilidades do que as raparigas de receberem alimentos gordurosos e produtos lácteos. Como resultado, as raparigas tinham quatro vezes mais probabilidades do que os rapazes de sofrer de desnutrição (Rousham 1996). O estudo concluiu também que as raparigas tinham 40 vezes menos probabilidades do que os rapazes de serem levados para o hospital.

Estas práticas são comuns em Khansama como noutras partes do Bangladesh. Um estudo concluiu que 43% das raparigas adolescentes são anémicas devido a maus cuidados, nutrição e discriminação (Plan Bangladesh b 2005). A má nutrição e a discriminação resultaram em anemia nutricional deficiente em 70% das mulheres, enquanto que a prevalência de cegueira nocturna entre as mães grávidas e lactantes é alarmantemente elevada a 2,7% (UNFPA 2003).

5.3.3.2 Casamento precoce

84% das mulheres no sub-distrito de Khansama casaram (primeiro casamento) antes dos 18 anos, que é a idade oficial do casamento (Plan Bangladesh 2003). As raparigas são frequentemente casadas pouco tempo depois ou mesmo antes da menarca para garantir que os bebés não nasçam fora do casamento, trazendo vergonha às suas famílias. Há uma percepção por detrás do casamento precoce que "a sociedade nos condenará se as nossas filhas não forem casadas até aos 15 anos de idade", o casamento precoce limita as oportunidades educacionais e económicas para as raparigas e leva frequentemente a uma gravidez precoce.

5.3.3.3 Parto prematuro

Em Khansama, as mulheres jovens estão presas por tradições que promovem fortemente a procriação precoce e frequente para ganhar respeito dentro da sociedade. Embora as taxas de fertilidade tenham diminuído como resultado do esforço contínuo no programa de planeamento familiar, ainda 63 % das mulheres em Khansama têm o seu primeiro parto antes dos 19 anos (média nacional) de idade (Plano Bangladesh 2003). A combinação de um mau estado nutricional e cargas pesadas de trabalho também aumenta o risco de ter bebés com baixo peso ao nascer. Todos estes factores contribuem para um aumento do risco de mortalidade perinatal e neonatal.

5.3.3.4 Local de Entrega

A contribuição dos cuidados durante a gravidez para a melhoria dos resultados não é clara, possivelmente porque a qualidade altamente variável dos cuidados torna as comparações difíceis. Quando a qualidade dos cuidados é fraca, mesmo numerosas visitas não melhorarão os resultados para a mãe ou para o bebé. Contudo, mesmo algumas visitas pré-natais em que são seguidos protocolos padrão de cuidados podem ter um impacto significativo nos resultados. Um recente estudo de controlo aleatório da OMS sobre os modos de cuidados pré-natais com quatro visitas de cuidados específicos não foi prejudicial para o resultado. Algumas análises sugerem que os cuidados pré-natais são mais eficazes na melhoria dos resultados fetais-neonatais do que os resultados maternos (McDonagh 1996). No entanto, nem o ANC nem os cuidados intra-natais trariam um resultado de gravidez bem sucedido até ou a menos que o parto fosse assistido por parte de parteiras competentes. A assistência de uma parteira qualificada é incerta nos partos ao domicílio. Além disso, as facilidades de transporte não são tão boas para facilitar o encaminhamento de um recém-nascido imediatamente após o desenvolvimento de complicações. O *parto institucional em vez do parto domiciliário poderia reduzir a mortalidade neonatal* - com base nesta hipótese, o Plan Bangladesh estabeleceu clínicas de parto seguras em cada sindicato que são equipadas com parteiras e paramédicos treinados e localizadas em áreas remotas. Estas clínicas estão equipadas com a logística necessária (medicamentos, equipamento) e permanecem abertas à prestação de serviços 24 h/dia, 7 dias/semana. Existe uma forte ligação de referência entre estas clínicas com o Hospital LAMB (70 Beds Hospital com instalações EOC avançadas) embora se encontre a cerca de 30-50 km de Khansama e esteja localizado num sub-distrito diferente. Além disso, o Plan Bangladesh proporcionou uma rede de segurança para os pobres para encaminhamento e o comité de gestão da clínica também desenvolveu um fundo pobre ao recolher diferentes fundos para ajudar os pobres hardcore pré-identificados. Apesar de todos estes esforços dados pelo Plan Bangladesh, mais de 70% do total de entregas ainda se realizam em casa (Plan Bangladesh 2003).

5.3.4 Problemas relacionados com os serviços e sistema de saúde

Há três tipos de actores (públicos, ONG, e privados com fins lucrativos) que trabalham em conjunto neste sistema de saúde local. No Bangladesh, apenas 40% da população tem acesso aos serviços de cuidados de saúde primários, prestados principalmente pelo Governo, ONG e sector privado. (Plano Bangladeche 2005b)

5.3.4.1 Sector público

- Sistema de saúde pública

O governo, o maior prestador de cuidados de saúde, tem instalações até aos níveis comunitários para prestar serviços de saúde de nível primário a secundário, quase sem custos. No entanto, as instalações governamentais continuam a ser largamente subutilizadas, enquanto as privadas são utilizadas duas vezes mais frequentemente. Isto deve-se principalmente a questões de qualidade dos cuidados de saúde, pessoal inadequado nos centros de saúde, baixa assiduidade dos médicos, deficiente oferta logística e interacção cliente-prestador, etc. Problemas de gestão como a transferência inadequada de pessoal formado, a ausência de um sistema compensador, e a má supervisão contribuíram para a ineficiência do sistema público. Além disso, os pobres só podem recorrer a estes serviços após pagamentos adicionais. A despesa das famílias com cuidados de saúde é de $11,5, dos quais $7 são pagos pelas famílias a partir dos seus recursos, embora os serviços sejam quase gratuitos. A maior parte da despesa total com a saúde é financiada a partir de fontes familiares sem recursos (64%), sendo a maior parte gasta em produtos farmacêuticos adquiridos em grande parte a fornecedores não públicos (The World Bank 2005).

Serviços de saúde pública

Clínicas comunitárias. Estas clínicas foram inicialmente estabelecidas para assegurar uma PHC qualitativa entre áreas adjacentes cobrindo uma população aproximada de 6000 durante o período do regime anterior através do Programa do Sector de Saúde, Nutrição e População (HSNSP). Assim que o governo mudou em 2001, alteraram a política de implementação da prestação de serviços de clínicas comunitárias para clínicas satélite com PAV, PF, serviços de saúde reprodutiva duas vezes por mês.

Centro de saúde da União. Este centro de saúde actua como serviço de saúde de primeira linha (FLHS) e está aberto seis horas por dia, seis dias por semana. Está equipado com dois paramédicos (um Sub-Assistente Médico Comunitário e um Visitante de Bem-Estar Familiar) e outro pessoal de apoio. É suposto fornecer serviços tanto preventivos como curativos entre os habitantes de cada um dos respectivos sindicatos. No entanto, a maioria dos centros de saúde sofre de recursos humanos inadequados, fornecedores não qualificados, equipamento, e fornecimentos. Além disso, carece de sistemas de encaminhamento e contra-referência entre as unidades de saúde, o sistema de manutenção de registos de doentes (síntese) é extremamente pobre, e o transporte de e para estes centros de saúde é um problema. Um Sub-Assistant Community Medical Officer (SACMO) fornece principalmente serviços clínicos para crianças e mulheres, enquanto um Family Welfare Visitor (FWV) oferece serviços de planeamento familiar e MCH como ANC, PNC e serviços de parto, bem como serviços preventivos e alguns serviços curativos para mãe e filhos, etc., em clínicas estáticas ou satélite.

Sub-distrito Hospital. Este é um hospital de referência de primeiro nível que corresponde a um distrito na classificação dos sistemas de saúde da Organização Mundial de Saúde (OMS). Este estabelecimento tem serviços de internamento (31 camas) e de ambulatório. Teoricamente, deveria ser composto por nove médicos especialistas e cinco enfermeiros, mas existem apenas quatro médicos especialistas e três enfermeiros a trabalhar aqui desde 2006, e a falta de um número adequado de médicos tem estado persistentemente presente desde 1998. Além disso, a falta de médicos e enfermeiros formados para gerir as complicações do problema de saúde neonatal e equipamento e material inadequado contribuem para a subutilização desta instalação.

5.3.4.2 Serviços de saúde das ONG (Privadas sem fins lucrativos)

Desde 1998, o Plan Bangladesh esforçou-se por estabelecer o sistema 'Community Managed Health Care' (CMHC) no sub-distrito de Khansama. O objectivo é desenvolver um modelo de sistema de cuidados de saúde de 'propriedade' da comunidade através da participação organizada da comunidade, utilizando os recursos disponíveis e prestando serviços de qualidade orientados para a procura pelas instituições formais com responsabilização a nível local.

O Plan Bangladesh estabeleceu uma parceria com o hospital LAMB para pilotar e demonstrar modelos de prestação de serviços que respondam e sejam responsáveis perante a comunidade, através da prestação de assistência técnica e financeira que enfatizou o desenvolvimento de recursos humanos para além do apoio à logística, pessoal, etc. A gestão comunitária levou a ajustamentos nos horários dos serviços, taxas de utilização, selecção de fornecedores locais, etc., que resultaram na partilha de recursos para a criação e renovação de instalações de saúde, monitorização para serviços de qualidade, e geração de fundos rotativos para centros de saúde. Nenhuma outra ONG trabalha na área da saúde neste sub-distrito. Este projecto fornece pacotes de serviços preventivos e curativos limitados para crianças (0-5 anos), e cuidados de saúde materna e reprodutiva através de instalações a nível comunitário, geralmente a um custo acessível.

O Plan Bangladesh facilita a coordenação dos serviços de implementação de ONG com o Ministério da Saúde e da Família (MOHFW) local e liga as Organizações Baseadas na Comunidade (OBC) ao sistema formal. Assim, a complementação dos serviços é aumentada enquanto as duplicações e lacunas são reduzidas. Isto reflecte-se nas mudanças positivas alcançadas na saúde das crianças e mulheres grávidas em termos de acesso à PHC, imunização, cuidados pós-natais, encaminhamento para a pneumonia, etc.

5.3.4.3 Sistema privado com fins lucrativos e de cuidados informais

O sistema de saúde no Bangladesh tem sofrido reformas significativas na última década com reacções públicas mistas. Uma proporção significativa dos pobres no Bangladesh utiliza prestadores de cuidados de saúde informais como primeira linha de cuidados, e isto tem aumentado desde as reformas (Syed et al. 2008). Uma variedade de prestadores de cuidados que vão desde os formados até aos não formados, homeopatas e herboristas, curandeiros, são os principais prestadores de cuidados em Khansama.

Em Khansama, 75% dos médicos rurais entrevistados receberam formação formal de duração diferente, enquanto apenas 17% dos médicos de homeopatia entrevistados receberam formação formal. Um estudo sobre a qualidade dos cuidados de saúde recebidos de prestadores de cuidados de saúde privados mostrou que muitas vezes existem discrepâncias entre o que os inquiridos dizem fazer e o que efectivamente praticam. Revelou que a maioria das farmácias de venda a retalho e operadores de lojas de medicamentos dizem que recomendariam a terapia de rehidratação oral (TRO) para a diarreia, mas muito poucos deles prescreveram realmente qualquer forma de terapia de rehidratação oral (Igun 1994). Mostrou que os prestadores de cuidados de saúde privados tinham sólidos conhecimentos clínicos sobre como avaliar e diagnosticar um caso para três das quatro condições que lhes eram apresentadas e que os seus conhecimentos sobre o uso de medicamentos para situações específicas também eram justos, embora na prática o seu desempenho fosse fraco (Inayat 1998). Esta discrepância, referida como "a lacuna de conhecimento, atitude e prática (KAP)", entre conhecimento e práticas é particularmente preocupante para a gestão de doenças simples como a diarreia e as infecções respiratórias agudas. Aponta para a complexidade dos factores que influenciam a interacção entre o prestador de cuidados de saúde privado e os prestadores de cuidados (Bruga 1998).

Apesar dos defeitos amplamente documentados na qualidade técnica dos cuidados prestados pelo prestador de cuidados de saúde privado, a percepção que a comunidade tem dos seus serviços é favorável. As famílias relatam que os prestadores de cuidados de saúde privados locais passam normalmente mais tempo com eles do que os médicos do sector público. Diz-se frequentemente que os prestadores do sector privado são mais sensíveis às necessidades dos pacientes, mais acessíveis, e que o seu horário de trabalho é mais conveniente. Em Khansama, os médicos da aldeia estão normalmente a poucos passos de distância e estão quase sempre disponíveis. A comunidade parece achar aceitável a taxa por serviços prestados por prestadores de cuidados de saúde privados. Estudos sobre o comportamento de cuidados das comunidades revelaram que o acesso próximo, o bom comportamento, a familiaridade com as pessoas e o baixo custo único são algumas das principais razões para o aumento da confiança e da confiança das pessoas nelas (Plano Bangladesh 2005b). No entanto, a maioria leva a cabo práticas incorrectas, uso irracional de drogas, e extorsão na ausência de um sistema regulador.

Todos os 12 médicos rurais relatados durante a entrevista que normalmente encontraram casos para os consultar são pneumonia (58,3%), diarreia (25%) e "falta de ar" (16,7%). Em relação às práticas de amamentação, 58,3% dos médicos rurais aconselham as mães a amamentar os seus filhos até aos 24 meses de idade, 16,7% cada um até aos 30 meses e 36 meses de idade, e 8,3% até aos 20 meses de idade, a amamentação exclusiva até aos 5 meses de idade da criança é defendida por 50% dos prestadores de cuidados de saúde privados, 25% defendem o desmame aos 6 meses de idade, 16,7% aos 7 meses de idade, e 8,3% aos 9 meses de idade.

Por outro lado, a razão mais comum para a consulta de prestadores de cuidados de saúde homeopáticos é a febre (33,3%), seguida de choro excessivo (25%), o resto inclui pneumonia, diarreia, icterícia, subnutrição, e falta de ar. As sugestões relativas à amamentação e desmame são variadas, com 50% dos prestadores de cuidados de saúde em homeopatia a sugerir que a amamentação deve ser continuada até aos 36 meses de idade; 8,3% sugerem a amamentação apenas até aos 20 meses de idade, enquanto 16,7% sugerem que deve ser continuada até aos 48 meses de idade. A maioria (41,7%) sugere que o desmame seja iniciado aos 9 meses de idade; 16,7% sugerem que o desmame seja iniciado mais cedo (5 meses), e 16,7% mais tarde (12 meses).

As Parteiras Tradicionais continuam a ser o principal prestador de cuidados às mulheres a nível da comunidade. Exigem o pagamento em dinheiro, em espécie, ou através de crédito. Estas assistentes tradicionais têm características e práticas idênticas às do prestador de cuidados de saúde privado. Mas estão excluídos da definição de prestadores de serviços privados informais utilizada neste estudo.

Um estudo do ICDDR, Bangladesh (Ahmed et al. 2003) observou uma dependência substancial de profissionais informais e muitas vezes não qualificados (mais de 20%), tais como farmacêuticos e vendedores itinerantes de medicamentos. O autocuidado está associado ao sexo feminino, à ausência de serviços de saúde de baixo custo e a doenças de duração relativamente curta. Os cuidados médicos, por outro lado, são positivamente previstos pelo sexo masculino, localização geográfica, maior estatuto sócio-económico e doenças graves de longa duração.

Os vendedores e lojistas em geral que vendem drogas representam uma importante fonte de cuidados para as doenças infantis comuns em Khansama. O facto de a maioria dos medicamentos ocidentais, incluindo medicamentos antidiarreicos, xaropes para a tosse, antibióticos e antipiréticos, serem vendidos sem receita médica, e de os vendedores de medicamentos não cobrarem taxas de consulta, torna os seus serviços particularmente atractivos para a comunidade.

5.3.4.4 A coordenação e a ligação de encaminhamento entre os sectores formal e não formal

Embora a principal fonte de procura de cuidados durante a doença do recém-nascido seja a prestação de cuidados de saúde alternativos/tradicionais, especialmente a homeopatia, estes prestadores de cuidados de saúde não estão suficientemente treinados para reconhecerem sinais de perigo de doenças neonatais/de infância. O mesmo se aplica às parteiras e aos profissionais de saúde comunitários. A entrevista com médicos rurais mostrou que eles realizam tratamentos em casa em todos os casos. Contudo, se surgirem complicações, 58,3% destes médicos rurais encaminham os seus pacientes pediátricos para o hospital, os restantes (41,7%) encaminham-nos para um pediatra. Do mesmo modo, o tratamento oferecido pelos médicos homeopatas é domiciliário e os encaminhamentos são feitos ou para o hospital (58,3%) ou para um pediatra (41,7%) caso haja complicações. Durante o FGD com médicos de homeopatia e médicos rurais, verificou-se que têm relações pessoais com algumas clínicas privadas, médicos privados e pediatras, mas que não têm quaisquer relações formais com hospitais. Um sistema formal de encaminhamento com notas de encaminhamento é inexistente. Além disso, não existe uma orientação padrão que os oriente a identificar os sinais de perigo para os recém-nascidos e quando os deve encaminhar.

6. DISCUSSÃO E ELUCIDAÇÃO DE SOLUÇÕES

6.1 Modos padrão de prestação de serviços para intervenções de saúde neonatais

Para abordar a mortalidade neonatal, as intervenções devem estender-se desde a gravidez, passando pelo parto e o período neonatal, e para além deste. Tais intervenções não chegam aos mais necessitados, e os serviços que são prestados muitas vezes não são coordenados ao longo do período contínuo de cuidados. A saúde do recém-nascido é um marcador sensível de um continuum funcional de cuidados porque a saúde dos bebés depende de boas ligações entre o programa de saúde materna e infantil e da minimização dos atrasos nos cuidados para complicações durante o parto e para o bebé com doença. A série de sobrevivência dos recém-nascidos da Lancet enumerou 16 intervenções comprovadamente destinadas a reduzir as mortes dos recém-nascidos, nenhuma das quais requer cuidados intensivos de alta tecnologia. Todas estas intervenções são altamente rentáveis e, quando entregues em pacotes no âmbito dos cuidados continuados, estão entre as intervenções mais rentáveis disponíveis na saúde internacional (The Lancet 2005).

A realidade de recursos limitados nos sistemas de saúde requer pacotes integrados de intervenções baseadas em provas para cada período de tempo do ciclo de vida e por diferentes modos de prestação de serviços. O Quadro 2 fornece uma visão geral das intervenções baseadas em evidências para reduzir as mortes e deficiências recém-nascidas, apresentadas dentro de pacotes que já fazem parte do sistema de saúde local em Khansama, embora nem todas se reflictam necessariamente na política global de saúde pública. Vale a pena notar também que certas intervenções, tais como cuidados adicionais para bebés de baixo peso à nascença (LBW), podem ser adaptadas a todos os níveis do sistema de saúde. Embora o foco aqui seja o recém-nascido, quase todas estas intervenções beneficiam também as mães e as crianças mais velhas. Três níveis de cuidados são identificados globalmente para evitar a mortalidade neonatal:

6.1.1 Cuidados clínicos baseados em instalações

Os serviços de cuidados clínicos prestados por pessoal qualificado nas instalações de saúde devem estar disponíveis 24 horas por dia para gerir problemas clínicos agudos. A prestação de cuidados clínicos individuais requer que os prestadores sejam adequadamente treinados, equipados, e supervisionados, respondam prontamente às queixas dos indivíduos, e exerçam discrição na atribuição de um diagnóstico e na escolha de um tratamento. Os exemplos incluem cuidados maternos e neonatais imediatos qualificados, cuidados obstétricos de emergência, e cuidados neonatais de emergência.

6.1.2 Cuidados de proximidade/doença

Estes serviços orientados para a população podem ser padronizados para satisfazer as necessidades comuns de uma população, ou seja, a acção apropriada é a mesma para um grupo ou população específicos - e requerem menos competências e formação do que para os serviços de cuidados clínicos. As intervenções podem ser realizadas numa base periódica, quer através de instalações de saúde estáticas, quer durante visitas dentro da comunidade. Alguns exemplos de intervenção incluem cuidados pré-natais de rotina, programas de imunização, e prestação de tratamento presuntivo intermitente da malária. Estes serviços poderiam potencialmente reduzir a taxa de mortalidade neonatal (NMR) em 10 - 30%.

6.1.3 Cuidados familiares-comunitários

Os serviços orientados para a família e a comunidade apoiam o autocuidado, incluindo a adopção de melhores práticas de cuidados e a procura de cuidados adequados para a doença. Com as barreiras generalizadas à procura de cuidados para doenças neonatais, um aspecto importante dos cuidados comunitários familiares é a mobilização da comunidade e a capacitação dos indivíduos e comunidades para exigirem serviços de qualidade que respondam às suas necessidades. Estes serviços podem ser prestados por vários trabalhadores e devem ser adaptados ao ambiente social e cultural da comunidade. Exemplos de cuidados familiares-comunitários incluem comunicações de mudança de comportamento, mobilização e envolvimento da comunidade para estimular a adopção de melhores práticas de cuidados pré-natais, intra-parto, e pós-natais, cuidados em busca de doença, e, em alguns contextos, gestão de casos de doença baseada na comunidade, por exemplo, pneumonia, por trabalhadores comunitários de saúde.

Quadro 2: Modelo universal para reduzir a mortalidade neonatal: Pacotes integrados que reduzem a mortalidade neonatal

Clínica	**Consulta**	• Cuidados obstétricos de emergência para gerir complicações (por exemplo, obstrução, hemorragia) • Antibióticos para a ruptura prematura de membranas	Cuidados de emergência a recém-nascidos para doenças, especialmente septicémia	
	Principal / Primeiro encaminhamento	Cuidados obstétricos qualificados ao nascimento e cuidados imediatos com recém-nascidos (higiene, calor, amamentação) e reanimação, PTV	Gestão e cuidados de Bebés LBW incluindo KMC	
Assistência/doença ambulatória	• Planeamento familiar • Prevenção e gestão de DST e VIH • Ácido fólico	ANC de 4 visitas focalizadas, incluindo: • gestão da hipertensão/pre-eclampsia • imunização contra o tétano • gestão da sífilis/DST • IPTp e ITN para a malária • PMTCT para HIV/SIDA • Detecção/tratamento de bacteriuria		• Cuidados pós-natais de rotina para apoiar práticas saudáveis, incluindo a PTV • Detecção precoce e encaminhamento de complicações
Família/comunidade	• Nutrição na adolescência e pré-gravidez • Educação • Prevenção do VIH e das DSTs	Aconselhamento e preparação para cuidados de recém-nascidos e amamentação, preparação para emergências	Quando os cuidados qualificados não estão disponíveis, parto limpo e cuidados simples de recém-nascido precoce, incluindo calor e início precoce do aleitamento	• Cuidados domiciliários saudáveis incluindo: promoção do aleitamento materno exclusivo, cuidados higiénicos do cordão/pele, manter o bebé quente, promover a procura de cuidados qualificados de qualidade • Cuidados extra de bebés LBW • Gestão de casos de
	Pré-gravidez	Gravidez	/ Nascimento \\	Recém-nascido/ Pós-natal	Infância

- Fonte: Relva 2006

6.2 Realidade no sistema de saúde local de Khansama

A seguir é feita uma análise para o sistema de saúde local considerando o modelo universal (quadro 2) para reduzir a mortalidade neonatal. Esta análise explorou o estado actual dos serviços de saúde neonatais a diferentes níveis que são prestados por diferentes actores em Khansama.

6.2.1 Nível clínico

6.2.1.1 Público sem fins lucrativos (ONG)

Plan Bangladesh estabeleceu algumas clínicas de entrega seguras em Khansama que são equipadas com parteiras e paramédicos treinados e estão localizadas em áreas remotas. Estas clínicas estão equipadas com a logística necessária (medicamentos, equipamento) e permanecem abertas para a prestação de serviços 24 horas. Os seguintes componentes dos cuidados obstétricos básicos essenciais (EOC) são fornecidos através destas clínicas:

- Gestão de trabalho normal e entrega
- Desempenho da episiotomia
- Avaliação do bem estar fetal
- Reconhecer o surgimento de complicações
- Iniciar o tratamento e supervisionar a mãe e o bebé referidos para intervenções que estão para além das instalações do centro ou da competência do fornecedor
- Gestão primária da hemorragia
- Gestão inicial da eclampsia
- Remoção manual da placenta retida
- Ressuscitação de cuidados essenciais para recém-nascidos

Os prestadores de cuidados de saúde nos centros de saúde receberam formação, e as instalações estão equipadas para prestar tratamento a crianças de todos os grupos etários, incluindo recém-nascidos no departamento de ambulatório. Quando encontram qualquer complicação, encaminham os doentes para o hospital ou hospitais públicos da LAMB. Existem fortes ligações de encaminhamento entre estas clínicas e o Hospital e Hospital Distrital da LAMB. Foram criadas redes de segurança para os pobres e um fundo para ajudar os pobres hardcore pelo Plan Bangladesh e pelo comité de gestão da clínica, respectivamente. Os funcionários destes centros de saúde são formados apenas em EOC básico e Gestão Integrada de Doenças Infantis (MCI). Assim, não têm capacidade para gerir e cuidar de bebés LBW, pelo que casos como este ou outras complicações são encaminhados para os centros de referência.

Não existe nenhum hospital de referência operado por ONG em Khansama mas a LAMB tem um hospital especializado muito bom e reputado que está localizado num sub-distrito adjacente. Fornece serviços de internamento (70 camas) e de ambulatório. Oferece cuidados obstétricos de emergência abrangentes (CEmOC) e cuidados especializados para recém-nascidos. Esta unidade está localizada longe (40-60 km) de Khansama e, por vezes, as famílias recusam-se a lá ir.

6.2.1.2 Sector público

O hospital sub-distrital é suposto prestar cuidados primários e de encaminhamento, mas só é capaz de apoiar cuidados obstétricos básicos ao nascimento e cuidados imediatos ao recém-nascido (higiene, calor, amamentação) e reanimação. Nem sequer é capaz de gerir e cuidar de bebés de baixo peso ao nascer, incluindo os cuidados maternais cangurus (KMC), uma vez que médicos e enfermeiros não são suficientemente formados e a logística não está disponível. Não é possível assegurar bons cuidados obstétricos de emergência para gerir complicações (por exemplo, obstrução, hemorragia) e cuidados de emergência a recém-nascidos. A infra-estrutura do centro de saúde sindical permite a prestação de cuidados básicos de emergência e actividades de cuidados imediatos a recém-nascidos, e os paramédicos/mulheres (Visitantes do Bem-Estar Familiar) tiveram formação na prestação destes serviços. Infelizmente, estes serviços já não são funcionais. Recentemente o governo introduziu um esquema de financiamento do lado da procura (DSF) que é um esquema de vales pré-pagos para aumentar a utilização dos cuidados de saúde materna, capacitar as pessoas a fazer escolhas entre diferentes prestadores, aumentar a qualidade dos cuidados e o fornecimento de bens. Isto torna os prestadores de cuidados de saúde receptivos aos utentes e proporciona protecção financeira em caso de doença grave.

6.2.1.3 Prestadores de cuidados de saúde privados

A maioria dos pacientes recém-nascidos que necessitam de cuidados de saúde são levados a prestadores de cuidados de saúde informais, especialmente de homeopatia, mas não estão suficientemente formados para prestar os cuidados adequados. Além disso, não sabem como identificar o sinal de perigo, como gerir a complicação, e quando e para onde encaminhar. Este quadro também assiste a mãe grávida durante o parto complicado e obstruído.

6.2.2 Nível de proximidade/doença

Os seguintes serviços são prestados a nível ambulatório: Planeamento familiar, ANC, cuidados pré-natais, parto por parte de parteiras competentes, cuidados pós-natais, e gestão integrada de doenças infantis (IMCI).

6.2.2.1 Planeamento Familiar (PF)

Os profissionais de saúde do departamento público distribuem métodos de PF e organizam uma vez por mês uma campanha de PF para métodos permanentes. Os trabalhadores da LAMB aumentam a procura de PF pela comunidade através de BCC e aconselhamento, mas não distribuem métodos de PF. Por outro lado, os prestadores de cuidados de saúde privados que têm farmácias dão conselhos e vendem métodos de PF.

6.2.2.2 Cuidados pré-natais, parto por parte de parteiras competentes, cuidados pós-natais

Todos estes serviços são oferecidos simultaneamente por prestadores de cuidados de saúde públicos, ONG e privados, mas a modalidade, natureza do serviço, conteúdo e qualidade dos cuidados são diferentes. A LAMB promove pelo menos 4 visitas ANC, mas o MoH ainda oferece três visitas ANC. As seguintes áreas são cobertas durante as visitas de ANC:

- o Registo
- o Exame geral
- o Exame obstetrical
- o Investigação patológica - açúcar na urina e albumina, sangue para hemoglobina
- o Vacina TT
- o Aconselhamento
- o Planeamento do nascimento
- o Ferro, ácido fólico e anti-helmínticos, etc.

As clínicas de entrega seguras foram criadas pelo Plan Bangladesh para promover a entrega institucional em vez da entrega ao domicílio. Além disso, os TBAs estão a facilitar o encaminhamento da mãe para a clínica através de diferentes iniciativas. Os hospitais públicos são supostos fornecer EmoC especiais, mas oferecem apenas serviços de parto normais devido à escassez de recursos. Os cuidados pós-natais são assegurados através de 3 visitas de trabalhadores de saúde comunitários da LAMB no prazo de 42 dias após o parto:

- . 1St Visita - dentro de 48 horas
- • 2ª visita - 2 dias a 14 dias
- • 3ª Visita - 15 dias a 42 dias

A maior parte da mãe não frequenta a clínica para procurar cuidados pós-natais até ou a menos que ela ou o seu bebé tenha desenvolvido complicações. Por vezes também procuram cuidados de prestadores de cuidados de saúde privados se desenvolverem complicações após o parto.

6.2.2.3 Gestão Integrada das Doenças Infantis (IMCI)

A estratégia que foi lançada em 2004 em Khansama engloba intervenções para prevenir doenças e reduzir as mortes por doenças infantis mais comuns e para promover a saúde e o desenvolvimento infantil. Todos os paramédicos em clínicas já receberam formação sobre IMCI clínica e estão agora a tratar as crianças em conformidade. Do mesmo modo, alguns oficiais médicos e enfermeiros governamentais receberam formação e alguns receberão formação em breve. A logística necessária está disponível e a supervisão está em curso. No entanto, os prestadores de cuidados de saúde privados não estão a par do IMCI.

6.2.3 Nível Família/Comunidade
6.2.3.1 Mudança de Comportamento e Mobilização Comunitária, Community IMCI

Diferentes tipos de BCC e intervenções de mobilização comunitária estão a ser implementadas por agentes de saúde comunitários e outro pessoal relacionado, tanto público como ONG. O programa assegura o envolvimento de diferentes tipos de intervenientes como professores, líderes religiosos, líderes políticos, TBAs, membros do governo local, etc. Os agentes de saúde da LAMB seguem uma orientação padrão para facilitar BCC e sessões de aconselhamento com mães e cuidadores. Foi recentemente introduzido um programa que envolve um homem para aumentar o nível de consciencialização entre eles. Além disso, o governo e o Plan Bangladesh têm outros programas como educação, subsistência e desenvolvimento social e todos estes programas contribuem de alguma forma para aumentar o nível de educação, melhorar o estatuto económico, e reduzir as discrepâncias sociais.

6.3 Lacunas a diferentes níveis no sistema de saúde local de Khansama

Esta análise foi feita com base nos resultados do estudo das diferentes causas de mortalidade neonatal e no modelo universal proposto para reduzir a carga neonatal, a fim de identificar as lacunas com a estratégia actual. As causas subjacentes já estão brevemente descritas nos resultados do estudo (capítulo 5) e a realidade do sistema de saúde local de Khansama (capítulo 6.2). As actuais estratégias e lacunas são identificadas com base na revisão de documentos e experiências de trabalho no sistema de saúde local.

6.3.1 Lacunas a nível clínico e de proximidade/doença

O Quadro 3 descreve as lacunas identificadas a nível clínico e ambulatorial, considerando os problemas e estratégias actuais. Muitas lacunas foram identificadas mas, mais importante ainda, nenhuma estratégia foi identificada para envolver os prestadores informais de cuidados de saúde privados.

Quadro 3: Lacunas a nível clínico e ambulatório para implementar o modelo universal para evitar a carga neonatal

Problema	Causas subjacentes	Estratégias actuais para abordar o problema	Lacunas
Sectores públicos			
1.1 Falta de pessoal qualificado	Número inadequado, transferências de pessoal com formação inadequada, desincentivos ao trabalho no meio rural,	O governo adoptou o programa do sector da saúde, nutrição e população (HNPSP) para resolver o problema e também desenvolver outros documentos estratégicos como o papel estratégico materno. O governo também adoptou o protocolo do IMCI.	Os problemas no sistema de saúde pública ainda existem. Está quase paralisado em vez de fornecer o PAV e alguns serviços de controlo de doenças. É muito difícil mudar este problema crónico onde o governo é corrompido e não tem qualquer responsabilidade.
1.2 Má qualidade dos cuidados	Falta de padrões para os cuidados ao recém-nascido, apoio logístico deficiente, fraca supervisão, nenhuma		
Sistema de síntese e encaminhamento deficiente	Má coordenação entre o público e o privado, falta de supervisão.		
Má utilização	Elevadas despesas de bolso, interacção pobre entre cliente e fornecedor		
Sector das ONG			
1.1 Falta de pessoal qualificado	Falta de formação em gestão de complicações do	Plan Bangladesh tem vindo a implementar um programa de saúde gerido pela comunidade com uma parceria com o hospital LAMB e que envolve a comunidade e os sectores públicos	A mortalidade neonatal melhorou mas ainda é elevada. Nenhum envolvimento de prestadores de cuidados de saúde privados no programa.
Má utilização	Má aceitação dos prestadores de serviços, início da taxa de utilização, hospital de referência está		
Mau sistema de encaminhamento inter-organizacional	Má coordenação com outros sectores (públicos e privados com fins lucrativos),		
Prestadores de cuidados de saúde privados (informal)			
Não suficientemente			Nenhuma estratégia foi adoptada nem por ONG nem pelo público para os envolver na prestação de cuidados, tratando os recém-nascidos. Ainda não foi estabelecido qualquer sistema formal de encaminhamento.
Sem ligação de referência com o	Nenhum reconhecimento da sua contribuição	Nenhum	
Nenhum sistema de registo de informação do paciente (função de síntese)			

6.3.1 Lacunas a nível familiar/comunitário. O quadro 4 ilustra as lacunas a nível comunitário nas estratégias para evitar a morte de recém-nascidos. Foram identificados esforços integrados para melhorar o comportamento de procura de cuidados, mudar as práticas prejudiciais, aumentar a consciencialização da comunidade, reduzir a pobreza, etc. É muito difícil trazer mudanças imediatas a nível da comunidade.

Quadro 4: Lacunas a nível familiar/comunitário para implementar o modelo universal para evitar a carga neonatal

Problema	Causa subjacente	Estratégias actuais para abordar o problema	Lacunas
Comportamento de procura de cuidados durante a doença	Procurar cuidados de fornecedores não treinados	Actividades de educação sanitária comunitária para procurar cuidados de saúde junto de fornecedores públicos ou ONG.	É difícil alterar este padrão de procura de cuidados onde o sistema de saúde pública está paralisado e os serviços de saúde das ONG são instáveis e insustentáveis. Este prestador sem formação (tanto homeopatia como alopatia) não está incluído no sistema de saúde formal.
	Os pais de recém-nascidos procuram geralmente cuidados de médicos		
- Características sócio-económicas e culturais	Pobreza	Diferentes ONG e Governo têm vindo a implementar muitos programas de segurança económica familiar, microfinanças, etc.	Foram encontradas melhorias significativas desde o início do programa.
	Falta de sensibilização	Existem programas de sensibilização comunitária, programas de educação comunitária, intervenções de capacitação das mulheres, intervenções de segurança social das ONG e do governo.	
	Barreira cultural		
	Práticas nocivas	Programa de sensibilização da comunidade, intervenções de envolvimento de homens, e intervenções de conhecimento e práticas indígenas (IKP) estão a ser implementadas.	É difícil mudar a cultura e a tradição. Depende com outros muitos factores. Os curandeiros tradicionais são treinados, mas não outros prestadores de cuidados de saúde privados informais, como médicos de homeopatia e alopatia.
Factores relacionados com a saúde materna	Desnutrição materna	Programa de nutrição integrada	O estatuto melhorou no passado, ainda requer colaboração e coordenação inter-sectorial
	Casamento precoce	Programa de sensibilização da comunidade e implementação de acto público sobre a idade do casamento.	
	Parto prematuro	Planeamento Familiar	
	Entrega ao domicílio	Intervenções de entrega segura com rede de segurança para os pobres pelas ONG e esquema de financiamento do lado da procura (DSF) pelo governo para	Falta de instalações do EmOC no hospital público.

6.4 Porquê envolver / construir uma parceria com prestadores de cuidados de saúde privados informais?

É evidente que uma proporção substancial da morbilidade e mortalidade perinatal e neonatal poderia ser evitada através de uma implementação mais ampla de intervenções já demonstradas eficazes e acessíveis (Partnership for Maternal, Newborn & Child Health, 2008). Exemplos de tais intervenções comprovadas incluem a imunização do tétano materno, cuidados de saúde qualificados no parto, práticas de parto limpas, amamentação imediata e exclusiva, manter o bebé quente, e contactos pós-natais que já são mencionados como parte do pacote integrado de serviços de saúde para recém-nascidos no capítulo 6.1. O Plano Bangladesh segue o modelo universal e todas estas intervenções foram implementadas em conjunto com os parceiros. Como resultado, o estado geral de saúde tem vindo a melhorar desde que o Plan Bangladesh iniciou o programa. Contudo, apesar destes esforços, o estado de saúde dos recém-nascidos não melhorou significativamente até à data. A análise das causas profundas da mortalidade neonatal comparativamente elevada em Khansama, e as intervenções de saúde oferecidas pelos sectores públicos e ONGs e a estratégia para implementar estas intervenções mostram claramente que a posição e os papéis dos prestadores informais de cuidados de saúde privados são encontrados como criticamente vulneráveis.

É questionável como é que os pacotes de serviços de saúde para recém-nascidos podem chegar a todos os recém-nascidos através de intervenções do sector público e das ONG, quando os prestadores de cuidados dependem em grande parte de prestadores de cuidados de saúde privados informais para o cuidado dos seus recém-nascidos, em Khansama e noutras partes do Bangladesh (mais de 75% da população total procura primeiro cuidados de saúde de prestadores de cuidados de saúde privados no Bangladesh, mais de metade deles procura cuidados de prestadores sem formação). Deverá então o prestador de cuidados de saúde privado informal ser excluído do sistema de saúde formal? É possível excluí-los?

Estes prestadores de cuidados de saúde privados informais fazem parte das suas respectivas comunidades, pois nasceram e cresceram neste ambiente. Assistem a muitos programas sociais e familiares dos seus pacientes e da sua comunidade. Assim, conhecem as entradas e saídas de cada paciente e da sua família, e os seus pontos fortes e fracos. Mais importante ainda, este quadro tem servido a comunidade durante muitos anos. Foi descoberto durante a entrevista que a maioria dos médicos homeopatas tem praticado durante muito tempo (número médio de anos 18,5 + 5,6 de desvio padrão). O número médio de anos de prática dos médicos rurais é de 13,5 (+ 8,5 desvio padrão) e o intervalo é de 1 a 27 anos, o que indica que o médico rural existiu há 26 anos e ainda está a atrair novas gerações de médicos rurais. Simultaneamente, as ONG e os sectores públicos estão a trabalhar com a comunidade sem qualquer relação formal. O apoio das ONG não é nem sustentável nem estável. Por outro lado, o sector público não oferece serviços de qualidade, este é um problema crónico, e há poucas hipóteses de quaisquer melhorias. Como resultado, o prestador informal de cuidados de saúde privado desempenha um papel importante no sistema de saúde e não pode ser excluído. Estes devem ser considerados como potenciais interessados.

Considerando esta situação e a elevada proporção de crianças doentes tratadas por prestadores de cuidados de saúde privados informais, muitas vezes de forma ineficaz ou pouco segura, continuar a ignorar estes prestadores já não é aceitável. O programa de saúde neonatal em geral, deve basear-se nas práticas de procura de cuidados de saúde da comunidade. Os planeadores e investidores do programa devem considerar as fontes de cuidados utilizadas pelos prestadores de cuidados de crianças doentes. As políticas nacionais de saúde devem também permitir intervenções que melhorem a qualidade das práticas dos prestadores de cuidados de saúde privados, tanto formais como informais.

6.5 Quem são os prestadores de cuidados de saúde privados informais?

Existem duas grandes categorias de prestadores de cuidados de saúde privados: uma é formal e outra é informal. Em Khansama, a maioria dos prestadores de cuidados de saúde privados são informais e a maioria das suas práticas são baseadas na alopatia. Vendedores de medicamentos, farmacêuticos, médicos rurais licenciados e não licenciados estão entre estes prestadores de cuidados de saúde privados informais baseados na alopatia encontrados em Khansama. Por outro lado, o número de prestadores de cuidados de saúde em regime de homeopatia não é negligenciável. Os curandeiros tradicionais, que também tratam crianças, são encontrados a nível de aldeia. Os TBAs são excluídos na definição de prestadores de cuidados de saúde privados informais. Alguns sinónimos comuns de prestadores de cuidados de saúde privados são frequentemente utilizados como profissionais privados, prestadores de cuidados de saúde privados, etc.

6.6 Canal para envolver prestadores de cuidados de saúde privados informais

Os prestadores de cuidados de saúde privados são um grupo heterogéneo, pelo que as estratégias para melhorar a qualidade dos cuidados de saúde privados poderiam ser variadas de acordo com o tipo e natureza dos prestadores. Os médicos rurais e os médicos homeopatas podem ser contactados através das suas associações profissionais. No entanto, outros prestadores de cuidados de saúde privados informais como vendedores de medicamentos, vendedores, kabiraj, e curandeiros tradicionais são mais difíceis de alcançar. O Quadro 05 lista os tipos de prestadores de cuidados de saúde privados informais e os canais possíveis para os contactar.

Quadro 5: Tipos de prestadores de cuidados de saúde privados informais com o seu potencial canal de contacto

Tipo	Canal Potencial de Contacto
Médicos rurais (alopatia)	Associação Profissional
Médicos homeopatas	Associação Profissional
Farmacêutico/Vendedores de drogas/Proprietários	Fabricantes de medicamentos Força de vendas dos distribuidores
Curandeiros tradicionais/ Kabiraj	Normalmente, nenhum canal directo

Os médicos rurais e homeopatas podem ser contactados através das suas associações profissionais. Contudo, os vendedores informais de medicamentos não pertencem rotineiramente a associações profissionais, nem se registam junto das autoridades locais, pelo que são muito mais difíceis de alcançar. Os mecanismos de distribuição de drogas são canais importantes para chegar aos comerciantes e vendedores de drogas, embora os mecanismos variem muito. Os médicos rurais normalmente compram medicamentos a representantes médicos de determinadas empresas. Este grupo de profissionais pode também ser alcançado através de canais de distribuição de medicamentos ou através de visitas detalhadas às suas clínicas.

Os curandeiros tradicionais dedicam-se a uma vasta gama de actividades. Os curandeiros tradicionais como grupo podem ser os mais difíceis de alcançar porque raramente pertencem a associações organizadas e podem não fazer parte da rede de distribuição de drogas. Os curandeiros que utilizam remédios preparados localmente a partir de plantas medicinais não são acessíveis através de canais comerciais.

6.7 Intervenções recomendadas

Considerando o comportamento de procura de cuidados da comunidade e as práticas dos prestadores de cuidados de saúde privados informais em Khansama, recomenda-se a intervenção tanto com os prestadores de alopatia como com os prestadores de homeopatia. Deve ser dada ênfase aos prestadores de cuidados de homeopatia, uma vez que tratam mais recém-nascidos do que os prestadores de cuidados de alopatia. O fraco nível de conhecimentos, atitude e práticas e a lacuna de "KAP" nos cuidados aos recém-nascidos, e a má qualidade dos cuidados, a má síntese e a não existência de funções de encaminhamento foram identificados como desafios muito cruciais para intervir no envolvimento destes quadros. A literatura foi revista para se conhecerem as intervenções relevantes. Contudo, existe pouca literatura que descreva intervenções para melhorar as práticas dos prestadores de cuidados de saúde privados e a sua eficácia. Três níveis de intervenções foram considerados muito importantes após a revisão da literatura (Tawfik et al. 2002 e Ruairi & Anthony 1998) que também seriam eficazes para o contexto local. Uma revisão preliminar identificou as seguintes intervenções que poderiam ser viáveis para o sub-distrito de Khansama:

1. Intervenções com prestadores de cuidados de saúde privados informais a nível local
2. Intervenções com o paciente e a comunidade
3. Intervenções a nível político (intervenções políticas e regulamentares)

6.7.1 Intervenções com prestadores de cuidados de saúde informais

Intervenções únicas para envolver prestadores de cuidados de saúde privados (tanto homeopatia como alopatia) a nível local não trariam resultados positivos. Deveriam ser considerados como um parceiro potencial no sistema de saúde local e não apenas como intervenientes potenciais. Todas as intervenções poderiam ser implementadas envolvendo todos os intervenientes. Poderia ser desenvolvida uma célula de formação envolvendo o público e fornecedores de ONG para os formar e um comité de coordenação incluindo membros de todos os intervenientes para a coordenação (figura 3).

6.7.1.1 Formação

A maioria dos conhecimentos clínicos informais dos prestadores de cuidados de saúde privados sobre cuidados de recém-nascidos em Khansama está abaixo das normas e não está actualizada. Durante a entrevista e FGD com prestadores de cuidados de saúde privados, verificou-se que muitos deles dão conselhos sobre a duração da amamentação de forma diferente e muitos deles desconhecem os sinais de perigo das doenças dos recém-nascidos, tratamento adequado, quando e como encaminhar, etc. Assim, a melhoria dos conhecimentos dos profissionais seria uma estratégia útil para melhorar o comportamento de gestão de casos. As tentativas de educar os profissionais incluem: desenvolvimento e disseminação de directrizes clínicas, sessões de formação, reuniões de pequenos grupos, e pormenores um-a-um. O conteúdo da formação seria

A. Qualidade dos cuidados ao recém-nascido: Centralidade do doente, continuidade dos cuidados, segurança, eficácia, actualidade

B. Cuidados básicos ao recém-nascido/ IMCI

Devido ao "KAP Gap Gap" mencionado anteriormente, as intervenções baseadas apenas na melhoria dos conhecimentos dos prestadores de cuidados de saúde privados não são provavelmente eficazes na mudança das suas práticas. A formação conduzida no sentido tradicional de simplesmente transmitir informação aos profissionais é comparativamente mais fácil de implementar e menos dispendiosa do que outras intervenções. Tal formação é frequentemente subavaliada e, quando avaliada, concentra-se geralmente na mudança de conhecimentos dos participantes no final do curso de formação. Uma revisão importante dos estudos sobre a mudança de comportamento dos médicos de cuidados primários nos países em desenvolvimento revelou que esta estratégia é fraca para influenciar as práticas efectivas dos profissionais de saúde. Contudo, quando a formação é prática, centrada em práticas chave, e complementada com ferramentas simples, a probabilidade de impacto positivo é maior (B., Soumera et al, 1989).

6.7.1.2 Motivação

As estratégias de motivação tentam fazer com que seja vantajoso para os prestadores de cuidados de saúde privados praticar da forma desejada. Na Malásia, o Ministério da Saúde promoveu a imunização contra a hepatite B para crianças menores de um ano, fornecendo a vacina a uma taxa fixa e subsidiada a prestadores privados de cuidados de saúde, e permitindo-lhes cobrar taxas através das quais obtiveram lucro (Bennett 1992). No entanto, tal não é viável no Bangladesh, uma vez que o sistema de saúde pública tem uma prestação muito competente do programa de PAV.

No Paquistão, o governo prevê isenções fiscais para os prestadores de cuidados de saúde privados que se instalam em zonas rurais (Ferraz-Tabor et al. 1991). Outras formas de incentivos são utilizadas para motivar os prestadores privados de cuidados de saúde a aderir a práticas de qualidade. No Quénia, foram concedidos certificados a lojistas que demonstraram com sucesso determinadas competências adquiridas através de formação (Marsh et al. 1991). O modelo Private Practitioner Treatment Improvement Intervention (PRACTION) descrito abaixo foi aplicado na Índia onde práticas apropriadas foram "publicitadas" às mães, tornando difícil para o prestador de cuidados de saúde praticar de uma forma diferente. Além disso, foram recolhidos dados a nível doméstico sobre a qualidade dos cuidados de saúde do prestador de cuidados privados e os resultados foram apresentados aos profissionais. Isto constituiu um incentivo para que o prestador de cuidados de saúde privados aderisse às práticas correctas, uma vez que acreditavam estar a ser monitorizados (Northrup et al. 1997).

6.7.1.3 Negociação /Contratação

A contratação e o acompanhamento contínuo é um processo de interacção entre uma entidade comunitária seleccionada e o prestador de cuidados de saúde privado. A abordagem é de apoio por natureza e envolve a partilha de informação relativa a directrizes padrão e feedback sobre os resultados da Revisão de Casos Verbais (VCR). Em seguida, é conduzido um processo de negociação para alcançar um "contrato" com o prestador de cuidados de saúde privado para adoptar comportamentos-alvo acordados. A monitorização contínua do comportamento dos profissionais é conduzida estabelecendo um contacto contínuo entre a entidade comunitária seleccionada e o prestador de cuidados de saúde privado e repetidos VCRs seguidos de feedback aos profissionais incluídos (Chakraborty et al. 2000).

6.7.1.4 Síntese, encaminhamento e sistema de contra-referência

Os prestadores informais de cuidados de saúde privados não mantêm registos sobre a informação dos pacientes e a manutenção de registos não é viável para todos os tipos de prestadores. Alguns dos prestadores de cuidados de saúde privados informais como Kabiraj são na sua maioria analfabetos. No entanto, isto pode ser introduzido entre médicos rurais, vendedores de medicamentos e médicos homeopatas, o que ajudará a acompanhar o paciente e a avaliar o desempenho dos prestadores de cuidados de saúde.

Durante a entrevista e o FGD, verificou-se que não existe um sistema de referência formal entre os sectores informal e formal, pelo que a introdução de um sistema de referência e contra-referência seria útil para estabelecer um sistema padrão de cuidados de saúde.

Figura 3: Intervenções propostas com prestadores de cuidados de saúde privados informais a nível local

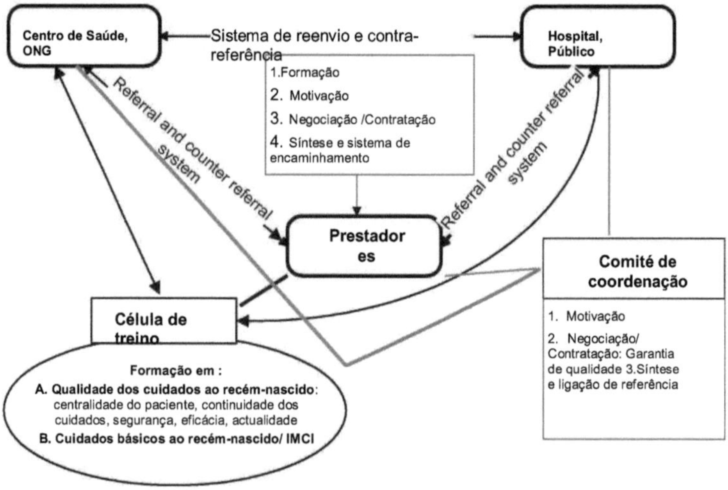

6.7.2 Intervenções com o paciente e a comunidade

A falta de conhecimentos pode ser menos importante do que as percepções e experiências dos doentes e as expectativas da comunidade, especialmente quando se lida com PPs com fins lucrativos. O nível de educação e sensibilização dos consumidores pode desempenhar um papel importante na promoção de um melhor comportamento dos prestadores, especialmente se as intervenções para os aumentar forem combinadas com intervenções destinadas a melhorar os conhecimentos dos prestadores. Além disso, esta estratégia dá poder aos consumidores/pacientes com informação para que possam exigir cuidados de qualidade aos prestadores de serviços. As seguintes intervenções poderiam ser úteis (Ruairi & Anthony 1998)

- Implementar e avaliar intervenções de educação de doentes (pessoal de apoio de aconselhamento secundário às práticas de grupo de PP)
- Educar as comunidades (utilizando meios de comunicação de massas, grupos comunitários escolares, líderes comunitários e políticos e religiosos, etc.) sobre:
  - Cuidados maternos e recém-nascidos
  - Criação de procura para fornecedores de competências
  - Reconhecimento de fornecedores especializados
  - Limitação e perigos da droga   .
- Educar pais e prestadores de cuidados:
  - Cuidados ao recém-nascido
  - Identificar sinais de perigo e
  - locais apropriados para procurar cuidados

6.7.3 Intervenções a nível político (intervenções políticas e regulamentares)

Dada a grave escassez de provas relativamente ao valor e viabilidade das iniciativas políticas e regulamentares, a discussão é necessariamente especulativa. A regulamentação pode ter um papel importante a desempenhar na garantia de cuidados de alta qualidade, tendo sido recomendada uma mudança do governo da prestação de serviços para o financiamento e regulação dos serviços (Banco Mundial 1997). A revisão bibliográfica identificou dois tipos principais de abordagens regulamentares: primeiro, as que incluem instruções ou leis destinadas a limitar a disponibilidade de drogas nocivas ou comummente mal utilizadas, e segundo, as que regulamentam a prática de prestadores de cuidados de saúde privados. Todas estas intervenções poderiam ser implementadas através de uma taskforce nacional do IMCI e de um comité directivo onde o Plano Bangladesh tem influências potenciais (Figura

4).

6.7.2.1 Regulamentação do mercado farmacêutico

A Direcção de Administração da Droga sob o Ministério da Saúde e Bem-Estar Familiar, Governo da República Popular do Bangladesh, é a Autoridade Reguladora da Droga do país. Esta Direcção supervisiona e implementa todos os regulamentos sobre drogas em vigor no país e regula todas as actividades relacionadas com importação, aquisição de matérias-primas e materiais de embalagem, produção e importação de drogas acabadas, exportação, venda, preços, etc. de todos os tipos de medicamentos, incluindo os dos sistemas Ayurvédico, Unani e Homoopático. Este sector pode ser influenciado pelo comité directivo nacional do IMCI e pelo comité de coordenação do IMCI.

A regulação do mercado farmacêutico visa limitar a disponibilidade de drogas nocivas e de produtos não registados, minimizar o uso indevido de drogas, controlar a venda de medicamentos específicos através de receitas médicas, e regular a fabricação e importação de medicamentos (SARA 2005). Isto pode limitar com sucesso a disponibilidade de tais medicamentos "problemáticos" que têm pouca ou nenhuma razão clínica, como certos agentes anti-diarreicos. No entanto, os controlos regulamentares que não são acompanhados por intervenções orientadas para o fornecedor e a comunidade podem resultar em resultados inesperados e indesejados, através do aparecimento do uso igualmente irracional de outros medicamentos de disponibilidade restrita (Ruairi & Anthony, Junho de 1998).

O Conselho de Registo de Medicamentos do Ministério Federal da Saúde do Paquistão proibiu todas as formulações pediátricas de medicamentos anti-motilidade em 1991, quando várias crianças morreram de íleo paralítico depois de terem recebido gotas de loperamida, um medicamento anti-motilidade amplamente utilizado para a diarreia. Um inquérito em pequena escala realizado em 1993 para avaliar a eficácia da intervenção regulamentar provou conclusivamente que, embora os produtos não registados tivessem sido retirados com sucesso da maioria dos pontos de venda a retalho, as importações ilegais e a comercialização de medicamentos pediátricos anti-motilidade ainda estavam a ter lugar. Os resultados também indicavam que, em todo o país, os medicamentos desregistados estavam a ser substituídos por outras terapias irracionais, incluindo os antibióticos (Bhutta 1996).

O desregistro de drogas nocivas cria escassez das drogas visadas e indirectamente aumenta a procura, encorajando a comercialização ilegal e o contrabando. Os consumidores podem estar dispostos a pagar preços rígidos para comprar drogas familiares. Além disso, o Bangladesh carece dos recursos necessários e da capacidade para impor o controlo regulamentar, especialmente para assegurar a disponibilidade ou o uso controlado de certas drogas essenciais. Para além de determinar se uma droga deve ou não estar disponível e através de que canais, a regulamentação pode ser um instrumento relativamente grosseiro ou ineficaz para influenciar efectivamente o comportamento dos prestadores de cuidados de saúde privados.

6.7.2.2 Regulamentação da prática privada dos prestadores de cuidados de saúde

O Bangladesh Medical and Dental Council é uma organização de licenciamento autorizada para todos os tipos de profissionais médicos. As políticas nacionais do Bangladesh proíbem a prática de profissionais não licenciados ou "não qualificados". É tipicamente mal regulamentado, os regulamentos são quase inexistentes devido à baixa capacidade regulamentar e esta situação é agravada pela corrupção e falta de vontade política. As autoridades de saúde carecem frequentemente de pessoal formado e/ou de fundos para fazer cumprir os regulamentos que regem os prestadores de cuidados de saúde privados, especialmente os prestadores informais de cuidados de saúde privados em áreas remotas. Não parece realista esperar que as autoridades de saúde governamentais controlem o comportamento de um médico de aldeia numa zona rural remota, ou de um vendedor de droga num ambiente urbano apinhado. A aplicação das leis que regem os prestadores de cuidados de saúde privados é de baixa prioridade porque as exigências impostas aos sistemas de saúde governamentais são elevadas e os prestadores de cuidados de saúde privados estão amplamente disseminados. Isto pode ser devido, em parte, a um reconhecimento tácito de que as instalações governamentais e as do sector privado formal licenciado não podem possivelmente satisfazer a procura de cuidados de saúde.

Estão a surgir nos países em desenvolvimento instalações de saúde acreditadas para melhorar a qualidade dos cuidados de saúde. A acreditação pode melhorar a prática em hospitais e clínicas privadas pertencentes a uma rede, mas é pouco provável que afecte a qualidade dos cuidados prestados pela maioria das clínicas independentes ou praticantes individuais e vendedores de medicamentos que praticam a partir das suas casas ou lojas independentes (Bennett & McPake 1997).

6.8 Estudo de viabilidade destas intervenções

As literaturas relacionadas foram revistas para se descobrir a relevância das intervenções propostas. Muitos países têm experiências de trabalho com prestadores de cuidados de saúde privados em programas de sobrevivência infantil ou mesmo dentro do próprio sistema de saúde. Contudo, a maioria dos países testou intervenções isoladamente em vez de todas as intervenções em conjunto, cujos resultados de estudo são mencionados abaixo no quadro 5 (Tawfik et al. 2002). Algumas destas intervenções provaram ser eficazes e eficientes, enquanto outras não o foram, mas considerando os resultados da análise do problema e o contexto do sistema de saúde local, todas as intervenções propostas seriam mais viáveis de implementar em conjunto do que esporadicamente.

Quadro 6: Nível de Testes, Eficácia e Eficiência de Custos das Intervenções

Estratégia: Intervenções		Adequadamente testado	Eficácia	Eficiência (custo)
Formação	Formação baseada no conhecimento	Sim	Sem impacto sobre Prática	Relativamente baixo
	Formação centrada num número limitado de práticas específicas	Ensaios limitados	Testado em áreas piloto	Nenhuma informação sobre análise de custos
Negociação		Ensaios limitados	Testado em áreas piloto	Nenhuma informação sobre análise de custos
Motivação		Não	Não adequadamente testado	A motivação do lucro pode necessitar de recursos para subsidiar a prática desejada
Síntese e sistema de		Não	Não	Não
Regulamento	Farmacêutica	Sim	Limitada, com sérias desvantagens	Baixo
	Praticantes	Sim, a maioria das políticas nacionais restringe a prática dos profissionais informais	Não, geralmente ignorado pelos profissionais e pelo público e não aplicado pelas autoridades	Baixa, se não for aplicada
Mobilização comunitária		Não	Não foi adequadamente testado no cuidado de recém-nascidos	Não conhecido

Fonte - Tawfik et al. 2002

6.9 Estratégia de implementação

O Plan Bangladesh pode facilmente incorporar as intervenções recomendadas no seu programa de cuidados de saúde gerido pela comunidade (CMHC). Para abordar este quadro informal, podem ser adoptados dois tipos de estratégias, nomeadamente estratégias de curto e longo prazo. Há âmbitos de trabalho a nível local, bem como a nível nacional. LAMB e Plan Bangladesh são os membros potenciais de diferentes comités de saúde e têm influências potenciais a nível local. Além disso, como um dos potenciais membros do comité de coordenação nacional do IMCI e do comité director do Plan Bangladesh pode possivelmente ser influente a nível político (figura 4).

6.9.1 Estratégias de curto prazo a nível local

Poderia ser desenvolvida uma célula de formação envolvendo o público e os profissionais de saúde das ONG para formar estes prestadores. Pode ser criado um comité de coordenação composto por representantes de todos estes actores para a negociação, motivação e desenvolvimento de um sistema de encaminhamento e para assegurar a continuidade e acompanhamento. O programa de mobilização da comunidade pode ser reforçado a fim de melhorar o comportamento de procura de cuidados e reduzir práticas nocivas no que diz respeito aos cuidados ao recém-nascido.

6.9.2 Estratégias a longo prazo

Bangladesh Medical and Dental Council (BM&DC) e Bangladesh Drug Administration podem ser influenciados através do comité directivo nacional do IMCI e do comité de coordenação nacional do IMCI a fim de regular o mercado farmacêutico e as práticas informais dos prestadores de cuidados de saúde privados.

Figura 4: Estratégias propostas para implementar as intervenções

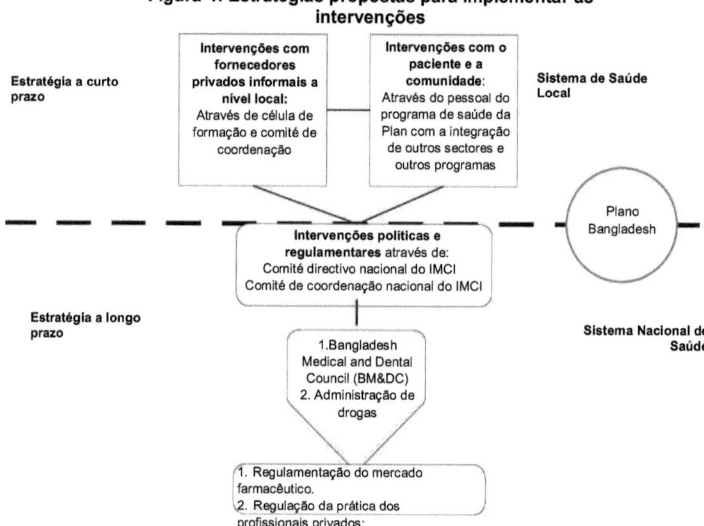

7. CONCLUSÃO

A situação angustiante da mortalidade neonatal está associada ao conhecimento de que a maioria destes recém-nascidos pode ser salva, pelo que algo deve ser feito para resolver este problema. Os sistemas de saúde são frequentemente propriedade de grupos públicos e privados sem fins lucrativos no Bangladesh e os prestadores informais de cuidados de saúde não são reconhecidos pelo Estado. Os serviços de saúde das ONG não são estáveis nem sustentáveis, e o sistema público de saúde continua a ser uma fonte muito menor de cuidados de saúde para as famílias rurais. Além disso, a disponibilidade de médicos registados é escassa nestas áreas rurais, e as pessoas têm de depender de prestadores informais de cuidados de saúde privados. Estes prestadores informais de cuidados de saúde são aceites pelas comunidades e as intervenções recomendadas neste documento poderiam trazer mudanças positivas nos conhecimentos, comportamentos e práticas relacionadas com os cuidados aos recém-nascidos. Prevê-se que o reconhecimento e a formação adequada destes prestadores de cuidados de saúde informais irá complementar o programa de cuidados de saúde geridos pela comunidade do Plano

Bangladesh e ajudará a alcançar o seu objectivo de melhorar a saúde e a sobrevivência dos recém-nascidos. Também proporcionará uma visão da densidade e da composição do prestador informal de cuidados de saúde necessário para responder às necessidades de cuidados de saúde dos recém-nascidos em cenários de escassez de recursos. São necessários esforços para sustentar o progresso e fazer mais melhorias.

É evidente que os benefícios de tratar estes prestadores informais de serviços de saúde como parceiros não podem ser ignorados, pelo que devem ser considerados como parte do sistema de saúde para que possam maximizar a utilização dos serviços de saúde, melhorar a qualidade da sua prática e contribuir para o bem-estar dos recém-nascidos.

Recomenda-se que tal formação e inclusão dos provedores informais de saúde seja iniciada em Khansama e mais tarde levada a outros distritos do Bangladesh onde existem situações semelhantes.

8. BIBLIOGRAFIA

Ahmed, S.M., e Adams, C., 2003. Mudança de comportamento na procura de saúde em Matlab, Bangladesh: será que as intervenções de desenvolvimento são importantes? *Política de Saúde e Planeamento,* 18 (4), 429.

Bangladesh Bureau of Statistics, 2002. *Censo da População do Bangladesh 2001.* Dhaka: Gabinete de Estatística do Bangladesh, Ministério do Planeamento, Governo do Bangladesh.

Bennett, S., McPake, B., 1992. Promoting the private sector: a review of developing country trends. *Política de Saúde e Planeamento,* 7 (2), 97-110.

Bennett, S., McPake, B., 1997. Fornecedores privados de saúde nos países em desenvolvimento, ao serviço do interesse público? *Zed Books Health/Development,* não mencionado.

Bhutta, T.I., Balchin, C., 1996. Avaliar o impacto de uma intervenção regulamentar no Paquistão. *Social science & medicine, 42* (8), 1195-1202.

Bruga, R., Zwi, A., 1998. Melhorar a qualidade da prestação da saúde pública pelo sector privado serviços: desafios e estratégias. *Política de Saúde e Planeamento,* 13 (2), 107-120.

Chakraborty, S., D'Souza, Sister A., Northrup, R. S., (2000). Melhorar os cuidados de médicos privados a crianças doentes: testar novas abordagens em Bihar rural. *Health Policy and Planning,* 15(4), 400407.

Concern Worldwide Bangladesh, 2005. *Inquérito de Cobertura de Conhecimento e Prática (KPC).* Dhaka: CONCERN.

Ferraz-Tabor, L., Jansen, W.H., 1991. Forjar novas parcerias: PRITECH's Paquistão experiência. Envolvimento do sector comercial no marketing de ORS. *Management Sciences for Health, Technologies for Primary Health Care [PRITECH],* p. 24.

Hoa, D. P., Hojer, B., Persson, L. A., 1997. Existem desigualdades sociais na morbidade e mortalidade infantil no Vietname rural? *Journal of Tropical Pediatrics,* 43 (4), 226-231.

Igun, U.A., 1994. Relato e prescrição efectiva de terapia de reidratação oral para diarreias infantis por farmacêuticos de retalho na Nigéria. *Social science & medicine ,* 39 (6), 797-806.

Inayat, H., Thavera, T. H. [b,c], McPake, B., - e Garner, P., [d1998]. Médico particular nos bairros de lata de Karachi: que qualidade de cuidados oferecem? *Ciências sociais e medicina, 46(*11), 1441-9.

Hospital LAMB, 2005. *Relatório Anual de Saúde 2004.* Dinajpur: Hospital LAMB.

Lawn, J.E., 2006. *Oportunidades para os Recém-nascidos de África* . Genebra: Saving Newborn Lives / Save the Children-USA (Salvar as Crianças-EUA).

Lawn, J.E., Cousens, S., Zupan, J., 2005 . 4 milhões de mortes neonatais: Quando? Onde? Porquê? *Neonatal Survival 1, The Lancet* , 365, 891-900.

Luo, Z C., Kierans, W.J., Wilkins, R., Liston, R.M., Mohamed, J. , 2004. Disparidades nos resultados de nascimento por rendimento do bairro na Colômbia Britânica rural versus urbana. *Epidemiologia 2004,* 15, 679-86.

Marsh, V.M., Mutemi, W.M., Muturi, J., Haaland, A., Watkins, W.M., Otieno, G., Marsh K., 1991. Mudança de tratamento domiciliário das febres infantis através da formação de guardas de lojas nas zonas rurais do Quénia. *Trop Med Int Health*, 4 (5), 383-9.

McDonagh, M., 1996. Os cuidados pré-natais são eficazes na redução da morbilidade e mortalidade maternas? *Health Policy Planning*, 11, 1-15.

National Institute of Population Research and Training (NIPORT), Mitra and Associates, e ORC Macro., 2005. *Bangladesh Demographic and Health Survey 2004.* Dhaka, Bangladesh e Calverton, Maryland [EUA]: National Institute of Population Research and Training, Mitra and Associates, e ORC Macro.

National Institute of Population Research and Training (NIPORT), Mitra and Associates, e ORC Macro., 2001. *Bangladesh Demographic and Health Survey 1999-2000.* Dhaka, Bangladesh e Calverton, Maryland [EUA]: National Institute of Population Research and Training, Mitra and Associates, e ORC Macro, 2001.

Neft, N., Levine, A.D. 1997. *Where women stand: an international report on the status of women in 140 countries,* Random House, New York, NY.

Neonatal Survival 2, 2005. Intervenções baseadas em provas e rentáveis: quantos recém-nascidos podemos salvar? *The Lancet* , 365, 977-88.

Northrup, R., 1997. *Trabalhar com o sector privado para alcançar os objectivos de sobrevivência infantil - estudo de investigação de operações em Bihar rural, Índia.* Arlington, Virgínia: BASICS (Basic Support of Institutionalizing Child Survival).

Plano Bangladesh, 2003. *Relatório de Avaliação do Programa.* Dhaka:Plan Bangladesh.

Plano Bangladesh, 2005. *Documento Estratégico do País 2005-2010.* Dhaka: Plan Bangladesh.

Plano Bangladesh, 2005. *Documento Estratégico da Unidade de Programa 2005-2010.* Dinajpur: Plano Bangladeche.

Rousham, E. 1996. Influências sócio-económicas nas desigualdades de género na saúde infantil nas zonas rurais do Bangladesh. *European Journal of Clinical Nutrition,* 50 (8), 560-564.

Ruairi, B., Anthony, Z., 1998. Melhorar a qualidade da prestação de serviços de saúde pública pelo sector privado: desafios e estratégias. *Política e Planeamento da Saúde,* 13 (2), 107-120.

Sicotte, C., Champagne, C., Contandriopolous, A. P., Bransley, J., Beland, F., Leggat, S.G., Denis, J.L., Bilodeau, J., Langley, A., Bremond, A., Baker, G.R, 1998. Um quadro conceptual para a análise do desempenho das organizações de cuidados de saúde. *Health services management research,* 11, 24-48.

Soumerai, B.S., McLaughlin, T.J., Avorn, J., 1989. Improving drug prescribing in primary care: a critical analysis of the experimental literature. *The Milbank Quarterly,* 67 (2), 268-317.

Syed, S. B., Hyder, A. A., Gerald, B., Sandhya, S., Bhuiya, A., Zhenzhong , Z., Kanjilal, B., Oladepo, O., Pariyo, G., Peters, G., e Future Health Systems: Innovation for Equity, 2008. Explorando as ligações evidência-política nos planos de investigação em saúde: Um estudo de caso de seis países. *Política e Sistemas de Investigação em Saúde,* 6, 4.

Tawfik, Y., Northrup, R., & Prysor-Jones, S., 2000. *Utilização do Potencial do Profissional Privado Formal e Informal na Sobrevivência da Criança.* Washington DC: Projecto de Apoio à Análise e Investigação em África (SARA). Disponível a partir de : http://www.aed.org/Publications/upload/UtilizingthePotential.pdf [acedido a 27 de Maio de 2008]

The Partnership for Maternal, Newborn and Child Health, 2008. *Oportunidades para os Recém-*

nascidos de África. Genebra: A Parceria para a Saúde Materna, Recém-nascido e Infantil.

UNFPA, 2003. *StateofWorldPopulation* . Disponível a partir de :
http://www.unfpa.org/swp/2003/pdf/english/swp2003 eng.pdf [acedido a 26 de Maio de 2008].

OMS, 2002. *A Avaliação Multipaíses da Efetividade, Custo e Impacto do IMCI (MCE).* Genebra, Suíça: Organização Mundial de Saúde, OMS/FCH/CAH/02.16.

Banco Mundial, 1997. *Documento de Estratégia do Sector da Saúde, Nutrição e População.* Washington DC: Banco Mundial, ISBN: 0-8213-4040-9.

Banco Mundial, 2005. *Documento de avaliação do projecto para o programa do sector da saúde, nutrição e população.* Dhaka: Banco Mundial.

9. ANEXOS

9.1 Mapa do sub-distrito de Khansama que localiza diferentes centros de saúde e hospitais:

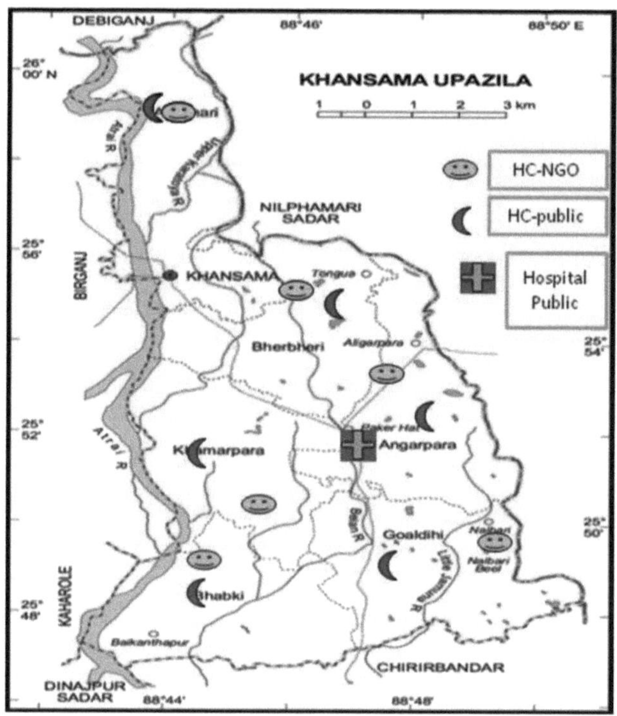

9.2 Questionário: Discussão em grupo de foco com praticantes de homeopatia e médicos rurais.

1. Trata de crianças doentes? Sim .... Não ....
2. Quantas crianças tratam num dia? ....
3. Que faixa etária são mais comuns:

1 dia- 1 mês	
1 mês-12 mês	
>12 meses	

1. Que tipos de doenças são muito comuns entre os recém-nascidos?

2. Refere-se a eles em qualquer lugar? Sim ....Não............................
3. Em caso afirmativo, onde?

   Hospital:

   Médicos:
4. Quando é que os refere (sinal/assintoma)?

5. Existe alguma relação com estes centros/docentes referidos?

9.3 Questionários: Entrevista com praticantes de homeopatia

Número convertido

Nome do Entrevistador _______________________________

União: Goaldihi 1, Bhabki 2, Khamarpara 3, Angarpara 4,
        Alokdihi 5, Ververy6,   ----

Ward:

Aldeia: ....
Data da entrevista:

        DayMonthYear

Assalamualycum/Adab, O meu nome é . Estamos a realizar um inquérito para saber mais sobre a situação actual da saúde na sua comunidade e como os trata. Gostaria de lhe fazer algumas perguntas importantes a seu respeito. Isto pode demorar cerca de 15-20 minutos?

Todas as respostas fornecidas serão mantidas confidenciais.

CONSENTIMENTO CONCEDIDO1ENTREVISTA		RECUSADO 2^STOP	
NoQuestions e Fi	**ters**	**Categorias de codificação**	
1) Qual é o seu nome?		Nome:.............................	
2) Quantos anos tem? (Escrever em anos)		Anos .... Não sei........................	⌐
3) Recebeu alguma formação sobre homeopatia?		Sim	Não
4) Onde recebeu formação?		Formal: Informal:	
5) Qual é o nome desse diploma?		1=DHS, 2= BDHS, 3 = Outros	|1

6) Há quanto tempo está envolvido com esta profissão? (em ano)	Número ....
7) Trata de crianças doentes?	Sim11 Não11.........
8) Quantas crianças tratam num dia (média)?	--------------------/dia
9) Que grupo etário são mais comuns	1 dia- 1 mês 1 mês-12 mês >12 meses
10) Que tipo de doença é comum entre os recém-nascidos (menos de um mês)?	Pneumonia .... ". .01 Diarreia................................... .02 Icterícia................................. 03 Infecção do cordão..................... 04 sob nutrição............................. .05- Choro excessivo......................... 06 Febre..................................... 07 Sem fôlego............................... ...08 Outro (especificar)..................... ...09
11) Onde os trata?	Início0 Outros1
12) O que fazer se o bebé for tão sério ou não estiver a melhorar?	Consulte os pediatras:............... 1 Consulte o hospital:.................... 2 Tratar em casa: 3
13) Por quanto tempo deve continuar o aleitamento materno? (duração em meses)	
14) O que sugere sobre aleitamento materno exclusivo? (duração em meses)	

9.3 Questionário: Entrevista com médicos rurais

Número convertido

Nome do Entrevistador _______________________________

União: Goaldihi 1, Bhabki 2, Khamarpara 3, Angarpara 4,
             Alokdihi 5, Ververy6,

Ward:

Aldeia: ....

Data da entrevista:

            DayMonthYear

Assalamualycum/Adab, O meu nome é _______________________ . Nós somos realizar um inquérito para saber mais sobre a situação actual da saúde na sua comunidade e como os trata. Gostaria de lhe fazer algumas perguntas importantes a seu respeito. Isto pode demorar cerca de 15-20 minutos?

Todas as respostas fornecidas serão mantidas confidenciais.

CONSENTIMENTO CONCEDIDO1ENTREVISTA	RECUSADA	^STOP 2

NoQuestions e Filtros	Categorias de codificação	
1) Qual é o seu nome?	Nome:..............................	
2) Quantos anos tem? (Escrever em anos)	Anos .... Não sei............................	
3) Recebeu alguma formação sobre homeopatia?	Sim	Não
4) Onde recebeu formação?	Formal: Informal:	
5) Qual é o nome desse diploma?	1= MLF, 2=PC, 3) Farmácia, 4= RMP, 5) outros.	.----.. 1—1

6) Há quanto tempo está envolvido com esta profissão? (em ano)	Número			
7) Trata de crianças doentes?	Sim___ Não___.....			
8) Quantas crianças tratam num dia (média)?	---------------------/dia			
9) Que grupo etário são mais comuns	1 dia- 1 mês 1 mês-12 mês >12 meses			
10) Que tipo de doença é comum entre os recém-nascidos (menos de um mês)?	Pneumonia .... Diarreia....................................... Icterícia....................................... Infecção do cordão..................... sob nutrição................................. Choro excessivo.......................... Febre.. Sem fôlego .... Outro (especificar)	.01 .02 03 04 .05 06 07 ...08 09		
11) Onde os trata?	Início0 Outros1			
12) O que fazer se o bebé for tão sério ou não estiver a melhorar?	Consulte os pediatras:............... 1 Consulte o hospital:....................2 Tratar em casa: 3			
13) Por quanto tempo deve continuar o aleitamento materno? (duração em meses)				
14) O que sugere sobre aleitamento materno exclusivo? (duração em meses)				

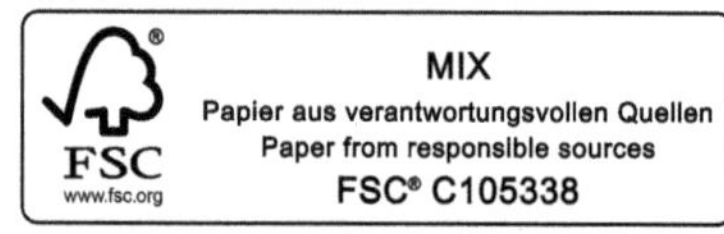

Printed by Books on Demand GmbH, Norderstedt / Germany